緩和医療

Palliative Care: From Pain Relief to Mental Health

痛みの理解から
心のケアまで

小川節郎／鈴木 勉／池田和隆
下山直人／松島英介／笠井慎也［著］

東京大学出版会

Palliative Care: From Pain Relief to Mental Health
Setsuro OGAWA, *et al.*
University of Tokyo Press, 2010
ISBN 978-4-13-063401-4

まえがき

〝ただ生き長らえるだけでなく、人間らしく充実した日々を送りたい〟、従来の医療では、こういった気持ちに十分には応えられていなかった。このような患者さんの切実な思いに応えるため、人生の最期まで質の高い生活を送るための医療――「緩和医療」が始まった。最近では、終末期のためだけの医療ではなく、生活の質を低下させないように初期から行なう医療として、ますますその重要性が増している。特にがんの治療においては、二〇〇七年四月のがん対策基本法の施行により、治療の初期段階から緩和医療の実施が推奨され、痛みが現われたらがんの治療と並行して痛みの治療も始められることになった。

このような状況の下、本著者らが講師となり「緩和医療学の新潮流」というテーマで東京都精神医学総合研究所の公開シンポジウムが開催された。このシンポジウムには一般の方々からも多くのご参加を頂き、改めて緩和医療に対する関心の高さを認識させられた。しかし、このシンポジウムの質疑応答では、現行の専門書では難しすぎることや、限られた情報のパンフレットでは不十分であるといったご意見を頂き、緩和医療を学びたいと思う多くの方々に適した情報が不足していることに気付かされた。そこで、東京大学出版会の岸純青氏のご協力のもと、緩和医療の初学者や勉強熱心な患者さんとそのご家族を対象とした本書を出版する運びとなった。本書を緩和医療の入門書として活用してもらえるよう、まずはじめに緩和医療の全体像を解説した（第一章、小川）。その後で、緩和医療で用いられる様々な鎮痛薬の作用・副作用について（第二章、鈴木）、鎮痛薬の作用・副作用の個人差について（第三章、池田）、緩和医療での様々な症状に適した治療法について（第四章、下山）、そして最後に緩和医療における心のケアについて（第五章、松島）、各分野の専門家が執筆を担当し、各章が重複した内容にならないように書き換え等の修正を行なった（笠井）。イラストは鈴木杏子氏にご協力頂いた。

緩和医療の重要性の高まりに応えるように鎮痛薬の種類や剤形も増えてきており、近年における緩和医療の技術の向上とその普及には目覚しいものがある。緩和医療に携わる者として、新しい分野として発展し体系化されつつある緩和医療を学ぶ上で、本書が多くの人々の役に立つことを願っている。

二〇一〇年四月

執筆者一同

緩和医療——痛みの理解から心のケアまで　目次

目次

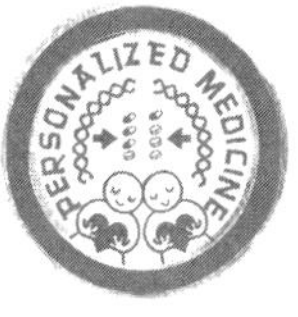
PERSONALIZED MEDICINE

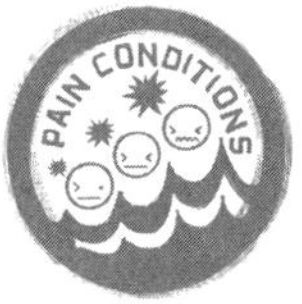
PAIN CONDITIONS

索引

第1章　痛みを考える——がん患者と緩和医療

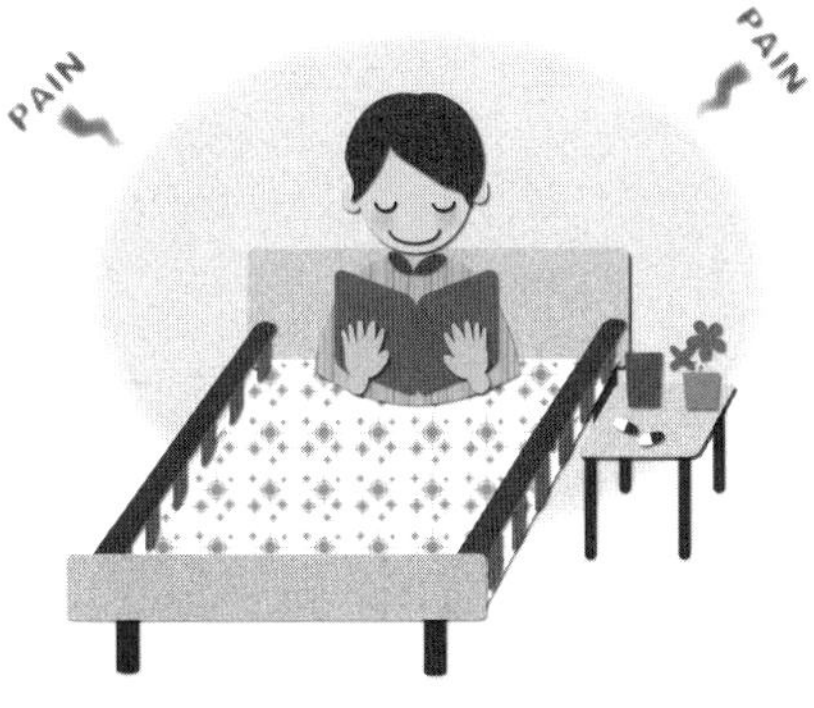

がんと聞いて何をイメージするだろうか？　死に至る病、著しい苦痛を伴う病と考える人は少なくないだろう。一方、〝緩和医療〟という言葉からは何をイメージするだろうか？　必ずしも広く知られている言葉ではないが、聴いたことのある人のなかには、終末期医療というイメージを持つ人も少なくないだろう。現在、本邦における死因のトップは悪性新生物、すなわち「がん」であり、その数は年間三〇万人を超えている。これは全死亡のほぼ三分の一にも相当する。これらのがん患者が死亡までに蒙る苦痛には、呼吸困難、全身倦怠感、不眠などがあるが、最も多いのが痛みとされている。この痛みについてみると、三〇万人の患者の中で死亡までに何らかの痛みを感じる患者はその八〇％程度に達し、放っておけば七転八倒するような痛みに苛まれる患者は約五〇％にも上ることが判明している。しかし、このような激しい痛みに苛まれる患者のうち、十分な鎮痛処置を受けている患者は数％であるということも事実である。

このような状況を危惧した世界保健機関（ＷＨＯ）は一九八六年にＷＨＯ方式がん疼痛治療法を発表し、全地球的ながん疼痛治療法の展開を進めてきた。わが国においても緩和医療の重要性が認められるようになり、二〇〇七年（平成一九年）四月に「がん対策基本法」（コラム8参照）が施行され、同年六月には「がん対策推進基本計画」が策定された。この基本計画の重要課題のひとつが〝治療の初期段階からの緩和ケアの実施〟である。しかし、こういった施策にもかかわらず、本邦における鎮痛薬の使用量は先進国中最低で、十分な疼痛治療を受けている患者は非常に少ないといわれている。その大きな原因の一つに、鎮痛薬について副作用の側面ばかり強調され、誤解されていることが挙げられる。

この現状を踏まえ、少しでも多くの人に〝緩和医療〟とは何か？また、緩和医療の現状や実態を知ってもらい、質の高い生活を送るうえでの治療や介護に役立ててもらいたい。本章では、緩和ケアの動向、現状に関し俯瞰的に紹介する。

1　緩和ケアとは何か？

二〇〇二年にＷＨＯは緩和ケアを次のように定義している。すなわち緩和ケアとは、「生命を脅かす疾患に伴う問題に直面する患者と家族に対し、疼痛や身体的、心理社会的、スピリチュアルな問題を早期から正確にアセスメントし解決することにより、苦痛の予防と軽減を図り、生命の質（quality of life：ＱＯＬ）を向上させるためのアプローチ」であるとしている。（文献1）これまで緩和ケアというと、「終末期医療」や「看取りの医療」の同意語とみなされる傾向にあり、人生の最後の段階での医療であると認識されてきた。しかし、上記のＷＨＯによる緩和ケアの定義のとおり、その焦点は「身体や心の辛さ」にあてられている。したがって、緩和ケアの必要な時期についても決して終末期に限定されず、患者の身体的、心理社会的な症状の緩和が必要な時期であればいつでも行うべきである（図1‐1）。

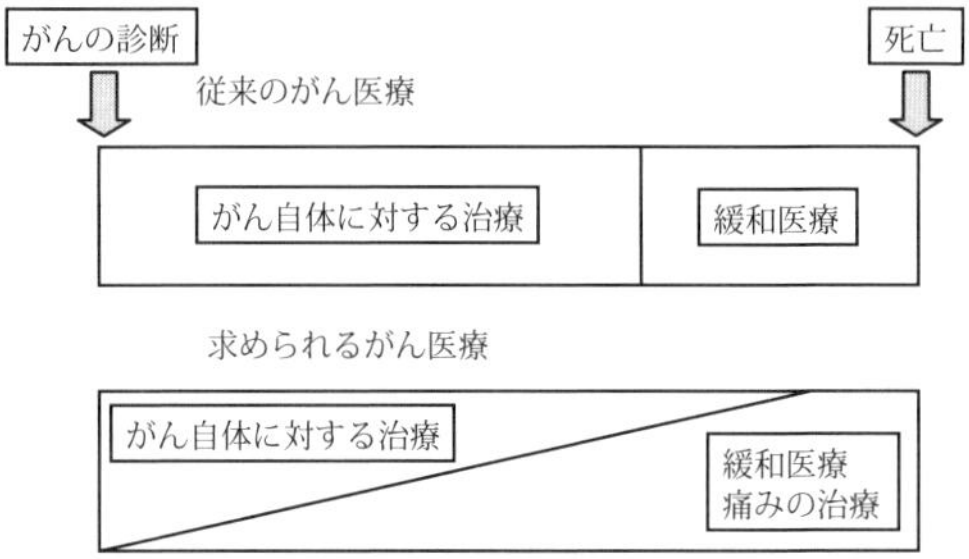

図 1-1 従来の緩和医療と求められるがん医療

2 緩和医療の歴史

世界初の近代的ホスピスは、Cicely Saunders 博士により一九六七年イギリスにおいて創立されたセント・クリストファーホスピスである[文献2]。以降、表1・1に示したような歴史を重ねて現在に至っている。

3 わが国における緩和ケアの現状

日本医師会が監修した『がん緩和ケアガイドブック』[文献1]からわが国における緩和ケアの現状を抜粋した。

①日本人にとって望ましいQOLとは（表1・2）

日本人が終末期にどのようなことを大切にしたいと考えているかについて、一般市民二五四八人および遺族五一三人を対象とした調査結果を表1・2に示した[文献3]。

②日本人が希望する療養場所と死亡場所（図1・2）

治癒が見込めないがんで痛みを伴う場合に希望する療養場所、死亡場所について調査した結果を示

表 1-1　緩和医療の歴史（文献 2）

1967 年	セント・クリストファーホスピスの創立	（イギリス）
1969 年	同ホスピスで在宅ケア開始	（イギリス）
1974 年	セント・ルカ病院に緩和ケアチームの結成	（アメリカ）
1981 年	聖隷三方原病院に院内独立型ホスピスの開設	（日　　本）
1984 年	淀川キリスト教病院に院内病棟型ホスピスの開設	（日　　本）
1987 年	緩和医療が専門科として認定	（イギリス）
1988 年	ヨーロッパ緩和ケア協会の設立	（ヨーロッパ）
1989 年	「末期医療に関するケアの在り方の検討会」報告書の公表	（日　　本）
1990 年	診療報酬項目としての「緩和ケア病棟入院料」の新設	（日　　本）
1991 年	全国ホスピス・緩和ケア病棟連絡協議会の創設	（日　　本）
1996 年	日本緩和医療学会の創設	（日　　本）
2002 年	診療報酬項目としての「緩和ケア診療加算」の新設	（日　　本）
2002 年	WHO が緩和ケアの定義を改定	（日　　本）
2007 年	「がん対策基本法」の施行	（日　　本）
2008 年	緩和ケアチームに専任の薬剤師の配置基準	（日　　本）

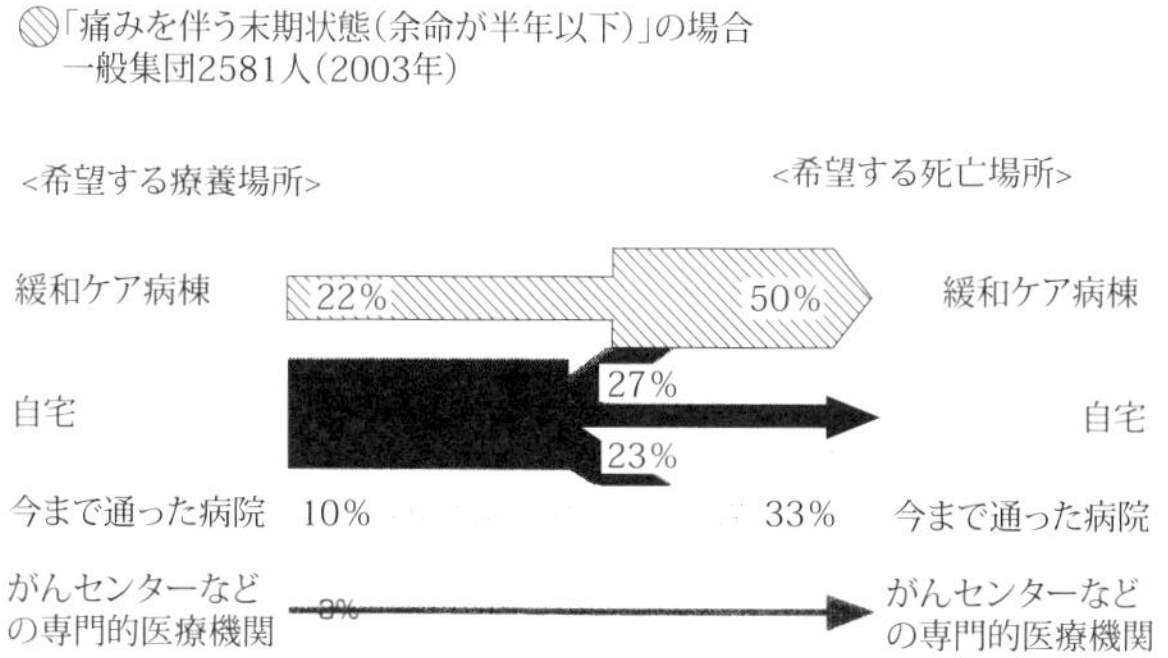

図 1-2　日本人が希望する療養場所（文献 1）

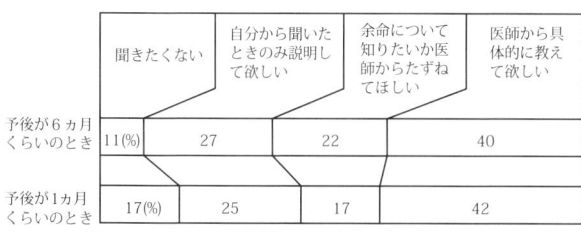

図 1-3　日本人が希望する余命告知（文献 1）

表 1-2　日本人にとって望ましいクオリティオブライフとは（文献 1，3）
日本人が終末期に大切にしたいと考えていることを示す（一般市民 2548 人および遺族 513 人の調査）．緩和ケアはこれらの「大切にしたいこと」を達成することを目的として行うことが重要である．

多くの人が共通して大切にしていること	人によって重要さは異なるが大切にしていること
○苦痛がない ・身体の苦痛がない ・穏やかな気持ちでいる ○望んだ場所で過ごす ・自分が望んだ場所で過ごす ○希望や楽しみがある ・希望をもって過ごす ・楽しみになることがある ・明るさを失わずに過ごす ○医師や看護師を信頼できる ・信頼できる医師がいる ・安心できる看護師がいる ・話し合って治療を決められる ○負担にならない ・家族の負担にならない ・人に迷惑をかけない ・お金の心配がない ○家族や友人とよい関係でいられる ・家族や友人と一緒に過ごす ・家族や友人から支えられている ・家族や友人に気持ちを伝えられる ○自律している ・身の回りのことが自分でできる ・意識や思考がしっかりしている ・ものが食べられる ○落ち着いた環境で過ごす ・静かな環境で過ごす ・気兼ねしない環境で過ごす ○人として大切にされる ・「もの」や子ども扱いされない ・生き方や価値観が尊重される ・些細なことに煩わされない ○人生を全うしたと感じる ・振り返って人生を全うしたと思うことができる ・心残りがない ・家族が悔いを残さない	○できるだけの治療を受ける ・やれるだけの治療はしたと思える ・最期まで病気と闘う ・できるだけ長く生きる ○自然なかたちで過ごす ・自然なかたちで最期を迎える ・機械につながれない ○伝えたいことを伝えておける ・大切な人にお別れを言う ・会いたい人に会っておく ・感謝の気持ちがもてる ○先々のことを自分で決められる ・何が起こるかを知っておく ・残された時間を知っておく ・遺言などの準備をしておく ○病気や死を意識しない ・普段と同じように毎日を送れる ・よくないことは知らないでいる ・知らないうちに死が訪れる ○他人に弱った姿を見せない ・家族に弱った姿を見せない ・他人から同情を受けない ・容姿が今までと変わらない ○価値を感じられる ・生きていることに価値を感じる ・仕事や家族としての役割を果たす ・人の役に立っていると感じる ○信仰に支えられている ・信仰をもっている ・自分を超えた何かに守られているように感じる

している。療養場所としては、約六〇%が自宅を希望している。死亡場所については、症状や苦痛の有無によって患者の意向は異なる(なおこの課題に関する詳細は、厚生労働省：終末期医療に関する調査等検討会報告書――今後の終末期医療の在り方について――(平成一六年七月)、http://www.mhlw.go.jp/shingi/2004/07/s0723-8.html を参照してもらいたい)。

③日本人が希望する余命告知(図1-3)

余命について医師から具体的に告げてほしいかどうかを調査した結果を図1-3に示した。

④緩和ケア提供病棟数の変遷(図1-4)

一九九〇年には一〇にも満たなかった病棟数であったが、二〇〇〇年には八〇を超え、二〇〇六年には約一六〇に達している。ベッド数では一九九〇年には約一〇〇、二〇〇〇年には一五〇〇、二〇〇六年には約三二〇〇床と急激に増加している。

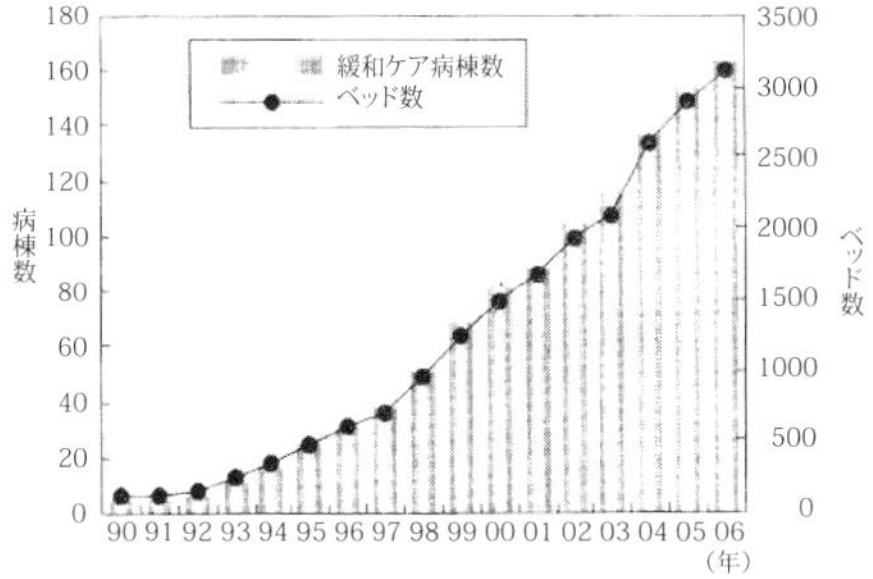

図1-4 本邦における緩和ケア病棟数とベッド数の推移(文献1)

4 苦痛の種類

生命を脅かす疾患に罹患した患者の苦痛とはいったいどのようなものだろうか? 患者が被る苦痛について図1-5に図示した。

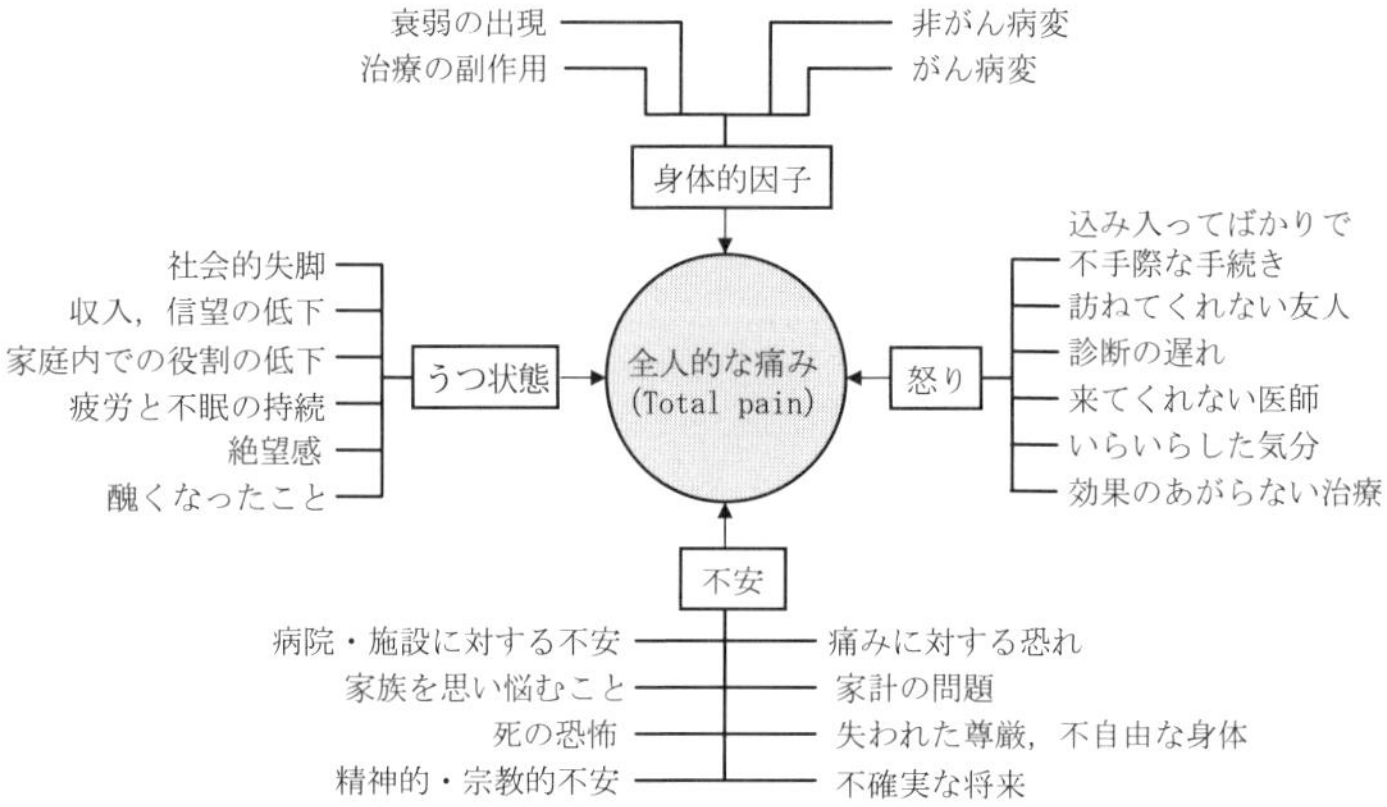

図 1-5　がん患者が被る苦痛：全人的苦痛（total pain）（文献 4）

痛みや呼吸困難、全身倦怠感などの身体的な苦痛はもとより、怒り、不安、うつなどの精神的な苦痛、地位や社会的な立場の喪失、医療費の支払い問題などの社会的な苦痛、そして人間の存在の意義に深く根ざした心の問題としての霊的な苦痛（スピリチュアルな苦痛）が患者を襲う。このような苦痛をまとめて〝全人的苦痛：total pain〟と呼んでいる[文献4]。

恒藤暁氏はスピリチュアルな苦痛について以下のように述べている。

「患者は疾病の進行に伴い、さまざまな症状や日常生活動作の障害を体験する。それまで当然のごとく行ってきたことができなくなり、自分に対して持っていた自信や価値を失い、自己に対する認識を変えざるを得なくなる。さらに自分の死が近づいていることを感じ、〝人間が死を免れることができない存在である〟ことを意識するようになる。自己の存在が消滅してしまう恐れを感じたり、存在の意味を失ったり、虚しさを覚えたりして、患者は苦悩する。このように、患者はいやがおうでも人生のしめくくり方を考えざるを得ない状況に置かれる。このような根源的といえる苦悩に対して、人生や自己の存在の意味を見出せるような援助が重要である」。

それでは実際に、スピリチュアルな苦痛とはどのような苦痛であろうか？　スピリチュアルな苦痛の表現として上記文献から引用したものを表1-3に示した（がん患者におけるストレスや精神的苦悩については、**第5章3節「がん患者のストレス」**、**第5章4節「がん患者の精神的苦悩」**を参照）。

表1-3　霊的な苦痛（スピリチュアルな苦痛）の表現（文献5）

1.	不公平感	「なぜ私が？」
2.	軽価値感	「家族や他人の負担になりたくない」
3.	絶望感	「そんなことをしても意味がない」
4.	罪責感	「ばちが当たった」
5.	孤独感	「誰も私のことを本当には分かってくれない」
6.	脆弱感	「私はだめな人間である」
7.	遺棄感	「神様も救ってくれない」
8.	刑罰感	「正しく人生を送ってきたのに」
9.	困惑感	「もし神がいるのならば，なぜ苦しみが存在するのか」
10.	無意味感	「私の人生は無駄だった」

5　苦痛の評価（アセスメント）

緩和ケアを実践するためには、まず、痛みを中心とする症状を評価（アセスメント）することから始めなければならない。評価が不十分であると適切な治療法の選択が行われず、その結果、対処が不十分になるなど問題が発生することになる。アセスメントは次のような基本的な事項を踏まえて行う（文献1を参照）。

①症状の評価は患者自身の評価をもって基準とする。医師や看

護師などの医療者側の評価によらないことが重要である。

②開かれた質問（二者択一ではなく、患者が自由に語ることができるような質問）をすることが重要である。

③症状が日常生活へ与える影響と満足度についても質問すること。

④症状の強さ、程度を数値化するためには numerical rating scale（ＮＲＳ）を用いる。

⑤疼痛を詳しく評価するツールや、症状を包括的に評価するためのツールが用意されているのでそれらを用いること。たとえば、患者が記載する質問表としては「生活のしやすさに関する質問票」があり、医療者側が記載する評価表としては STAS-J（Support Team Assessment Schedule）などがある。詳細について前者は http://www.gankanwa.jp/、後者は http://plaza.umin.ac.jp/stas/ を参照してもらいたい。

苦痛のアセスメントは、患者に初めて緩和ケアを導入するときに行う初期アセスメントと、そのアセスメントに則って行われた治療の効果を継続的に評価する継続アセスメントに分かれる（文献6）（表1-4）。実際の評価表として、日本医師会監修の『がん緩和ケアガイドブック』に掲載されている疼痛の評価シートを図1-6に示した。

痛みの感覚とは主観的なものであるため、客観的にその強さを評価することは非常に困難である。しかし、現実には痛みの強さや程度の評価は治療効果の見極めなどに必要であるため、ＮＲＳの他に

表1-4　疼痛の初期アセスメントおよび継続的アセスメントにおける評価項目（文献6）

【初期アセスメント】
①　痛みの性質と強さ
・痛みの部位
・痛みの始まりと経時的変化
・痛みの性質
・痛みの強さ
・痛みの影響する因子：増悪因子と緩和因子
・過去の治療経過
・生活への影響
②　身体所見
③　画像検査所見
④　心理・社会的、およびスピリチュアル面のアセスメント
⑤　疼痛コントロールの目標

【継続的アセスメント】
①　治療の効果と副作用
②　痛みの変化
③　目標の達成度・満足度

も以下に述べるような評価法が用いられている[文献7、8]（図1‐7）。

①視覚的評価スケール（visual analogue pain scale：VAS）

臨床上、標準的なスケールである。一〇cmの線分を描き、一方の端を痛みなしの〇点、もう一方の端を想像できる最も強い痛みである一〇〇点とし、現在の痛みがどのくらいかを線分上にマークしてもらう。たとえば図1‐7のように六五mmの所にマークが入った場合には、その患者のVASは六五と表現する。患者によって痛みの程度の絶対値が異なるが、個々の患者における痛みの推移を調べるのに適している。

②疼痛減少度スコア（pain relief score：PRS）

治療前の痛みの強さを一〇点とし、治療や、経

疼痛の評価シート

氏名＿＿＿＿＿＿＿＿　ID ＿＿＿＿＿＿＿＿

記入日　　　年　　月　　日

記入者　（　　　　　　　　）

①日常生活への影響と治療の満足度

0. 症状なし　1. 現在の治療に満足している　2. 時に悪い日もあり日常生活に支障をきたす　3. しばしばひどい症状があり，日常生活に著しく支障をきたす　4. ひどい症状が持続的にある

②症状パターンと強さ

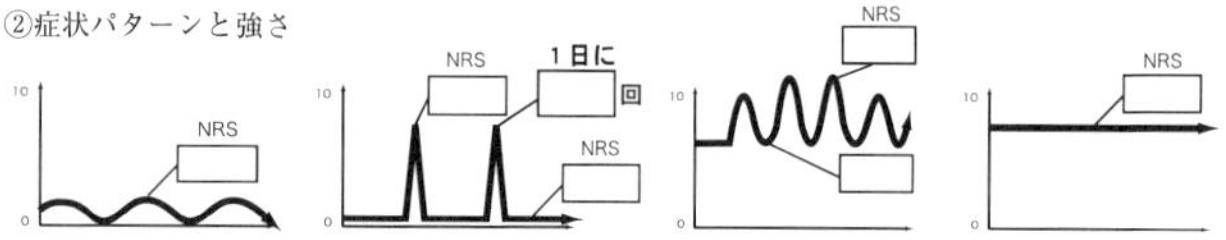

1.ほとんど症状がない　2.普段はほとんど症状がないが，1日に何回か強い症状がある　3.普段から強い症状があり,1日の間に強くなったり弱くなったりする　4.強い症状が,1日中続く

③生活への影響

疼痛が原因で

睡眠　1. よく眠れる

2. 時々起きるがだいたい眠れる

3. 眠れない

④部位

（　　　　　）

1. 以前からの部位　2. 新たな部位

⑤性状

1. ぴりぴり電気が走る、しびれる、じんじんする
2. ズキッとする
3. ズーンと重い
4. その他（　　　　　）

⑥増悪因子

1. 定期薬内服前
2. 夜間
3. 体動
4. 食事（前・後）
5. 排尿・排便
6. その他
（　　　　）

⑦軽快因子

1. 安静
2. 保温 / 温罨法
3. 冷却
4. マッサージ
5. その他
（　　　　）

⑧治療の反応

●定期薬剤

1. なし

あり ── 2. オピオイド(　　　　　)

3. NSAIDs　(　　　　　)

○副作用

・眠気　1. なし　2. あり(快)　3. あり(不快)

・見当識障害　1. なし　2. あり

・便秘　1. なし　2. あり

・嘔気　1. なし　2. あり(経口摂取可能)　3. あり(経口摂取不可能)

⑨頓用薬(レスキュー) の効果と副作用

1. なし

あり ── 2. オピオイド(　　　　　)

○効果　(　　　)回／日

1. 完全によくなった ◎
2. だいたいよくなった ○
3. 少しよくなった △
4. かわらない ×

○副作用

・眠気　1. なし　2. あり(快)　3. あり(不快)

・嘔気　1. なし　2. あり(経口摂取可能)　3. あり(経口摂取不可能)

3. NSAIDs　(　　　　　)

○効果　(　　　)回／日

1. 完全によくなった ◎
2. だいたいよくなった ○
3. 少しよくなった △
4. かわらない ×

図 1-6　疼痛の評価シート（文献 1）

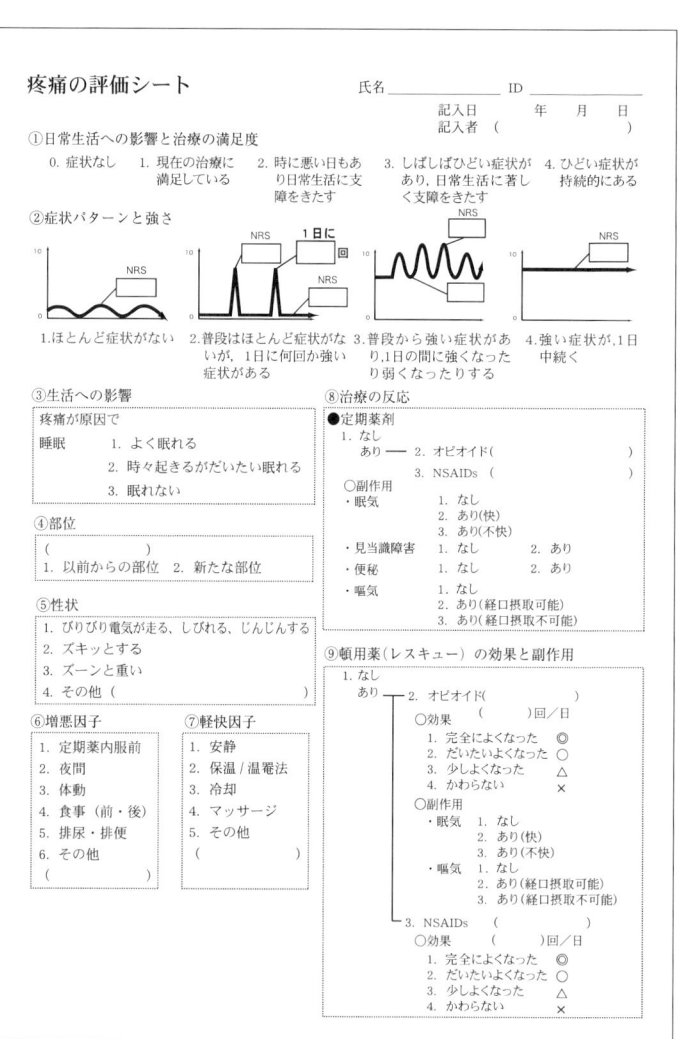

過によりそれが何点まで減少したかを聴取する方法。
③口頭評価スケール（verbal rating scale：ＶＲＳ）
痛みの程度を言語によりあらかじめ示しておき、現在の痛みの程度がどれに当たるかを示してもらう方法。通常は、〇：痛みなし、一：少し痛い、二：かなり痛い、三：耐えられないほど痛い、のような四段階に分けることが多い。
④フェイススケール（face scale：ＦＳ）
図１-７に示したような表情を描いた顔面の絵を用意し、痛みの程度をどの表情の絵に一致するかを示してもらう方法。小児に用いることが多い。

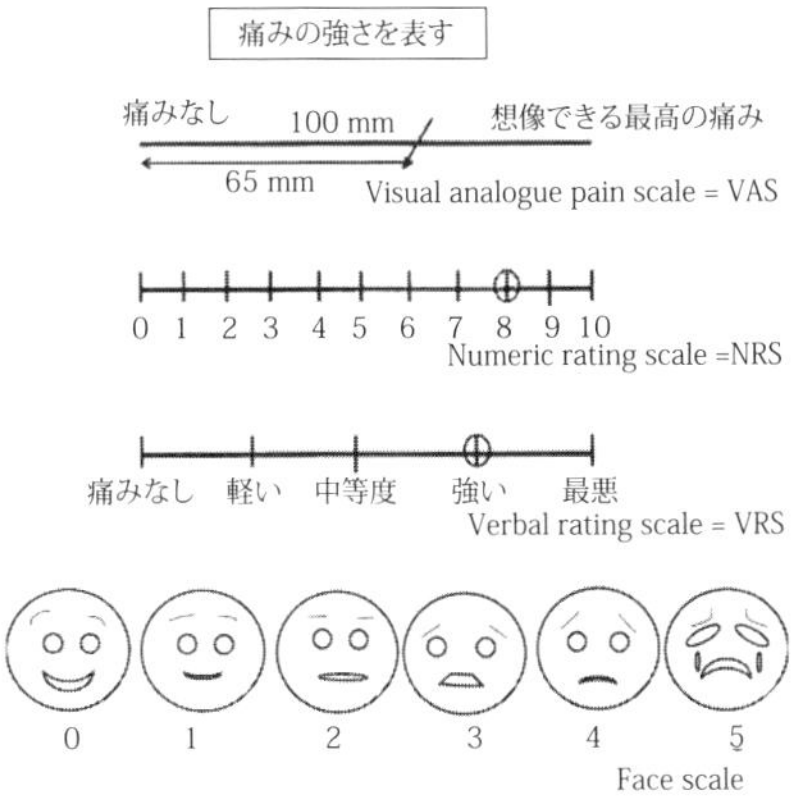

図 1-7　さまざまな痛みの評価スケール

これらの評価尺度を統計学的に処理することがあるが、その際、ＶＡＳは連続数として扱われる。しかし、異なる患者間における同じＶＡＳ値が同じ程度の疼痛を表しているとは限らない点には注意が必要である（文献8）。

6　疼痛に関する基礎知識

(1) 痛みの発生機序

切創やがん細胞が組織を破壊し、炎症を引き起こすことが痛みの発生源となる。これらに起因する痛みを侵害受容性疼痛という。また、神経組織が侵されると神経の機能異常や形態の変化が起こり、神経障害性疼痛が発生する。神経障害性疼痛はいわゆる鎮痛薬が効きにくいといった特徴を有し、抗うつ薬や抗けいれん薬、抗不整脈薬あるいは興奮性アミノ酸が作用する受容体（ＮＭＤＡ受容体：N-methyl-D-aspartate 受容体）に対する拮抗薬などが適用される。

がん患者の蒙る疼痛にはそのほかに治療に伴う痛み、抗悪性腫瘍薬の副作用による痛み、筋肉痛や関節痛などの長期臥床による痛み、イレウスなどによる管腔臓器の拡張による痛み、さらに体力の減退・免疫能の低下により発生する合併症（帯状疱疹など）による疼痛、そして心理、社会的な問題による痛みなどが混在する。

(2) 侵害受容性疼痛の発生機序

がん細胞の浸潤などによる組織損傷によって発痛物質であるブラジキニンが炎症を起こし、炎症の徴候である疼痛、発赤、腫脹を引き起こす（図１-８）。ブラジキニンによる痛みの発生はブラジキニンが末梢神経末端のブラジキニン受容体を活性化して神経発火を起こすことによる。さらに組織が

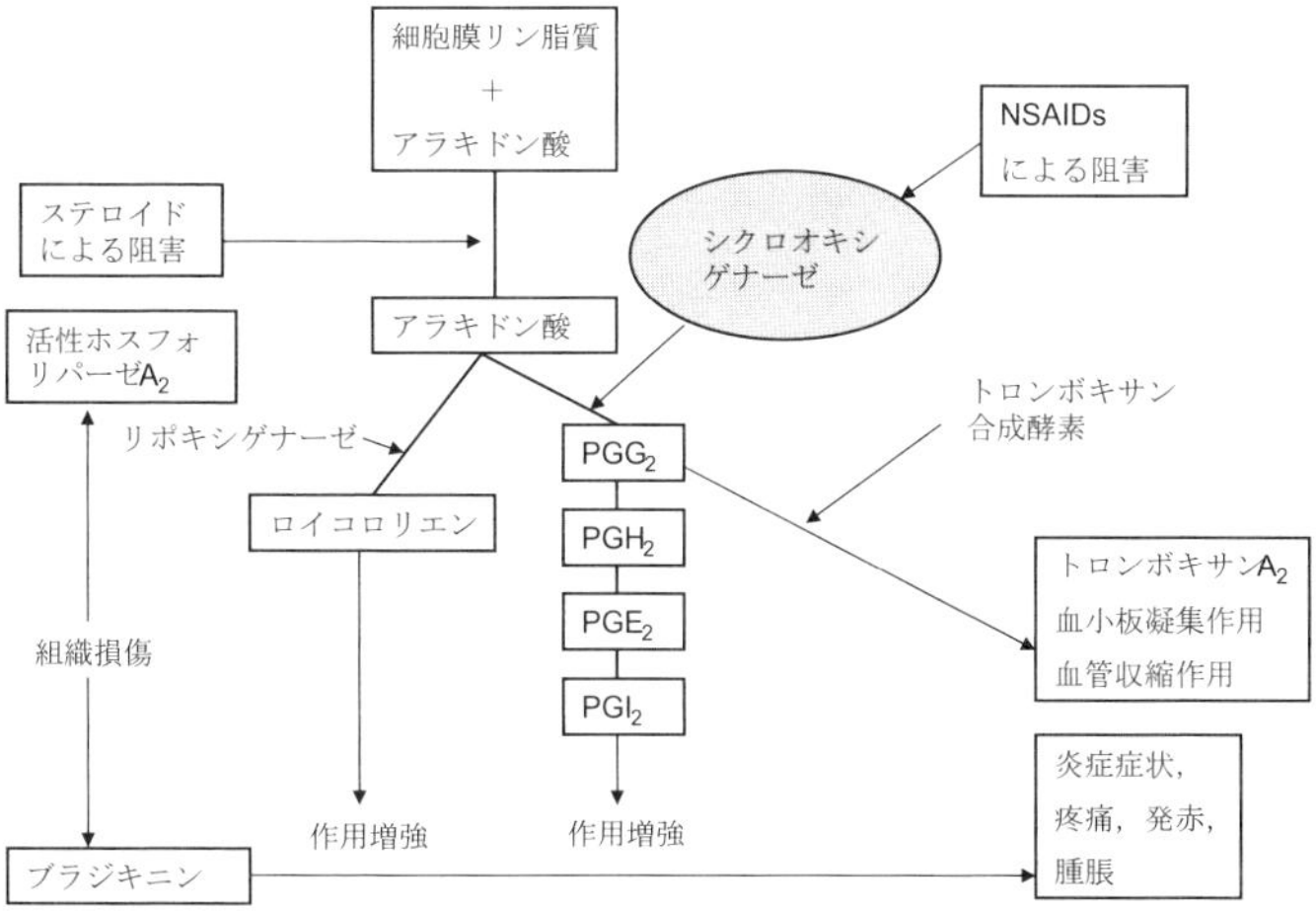

図 1-8　侵害受容性疼痛の発生機序（アラキドン酸カスケード）
PG：プロスタグランジン，NSAIDs：非ステロイド性抗炎症剤

損傷するとホスフォリパーゼA_2が活性化され、この酵素の作用により細胞膜を構成するアラキドン酸が遊離し、リポキシゲナーゼによりロイコトリエンが、シクロオキシゲナーゼによりプロスタグランジン類（PGG_2, PGH_2, PGE_2, PGI_2）が産生される。これらの物質はブラジキニンの作用を増強させて痛みを増強する。

一方、四三℃以上の熱刺激や氷水などの冷刺激によっても痛みが発生する。熱や冷刺激が侵害性受容体（transient receptor potential vanilloid 受容体：TRPV受容体）を刺激して痛みを引き起こすため、これも急性痛に入る。そのほか化学物質も痛みを引き起こすが、これら化学物質に対する受容体も同定されている。受容体の種類には、他に針や切創などに反応する高域値機械受容体、機械刺激のほかに熱や化学刺激にも反応するポリモーダル受容体がある（文献9）。

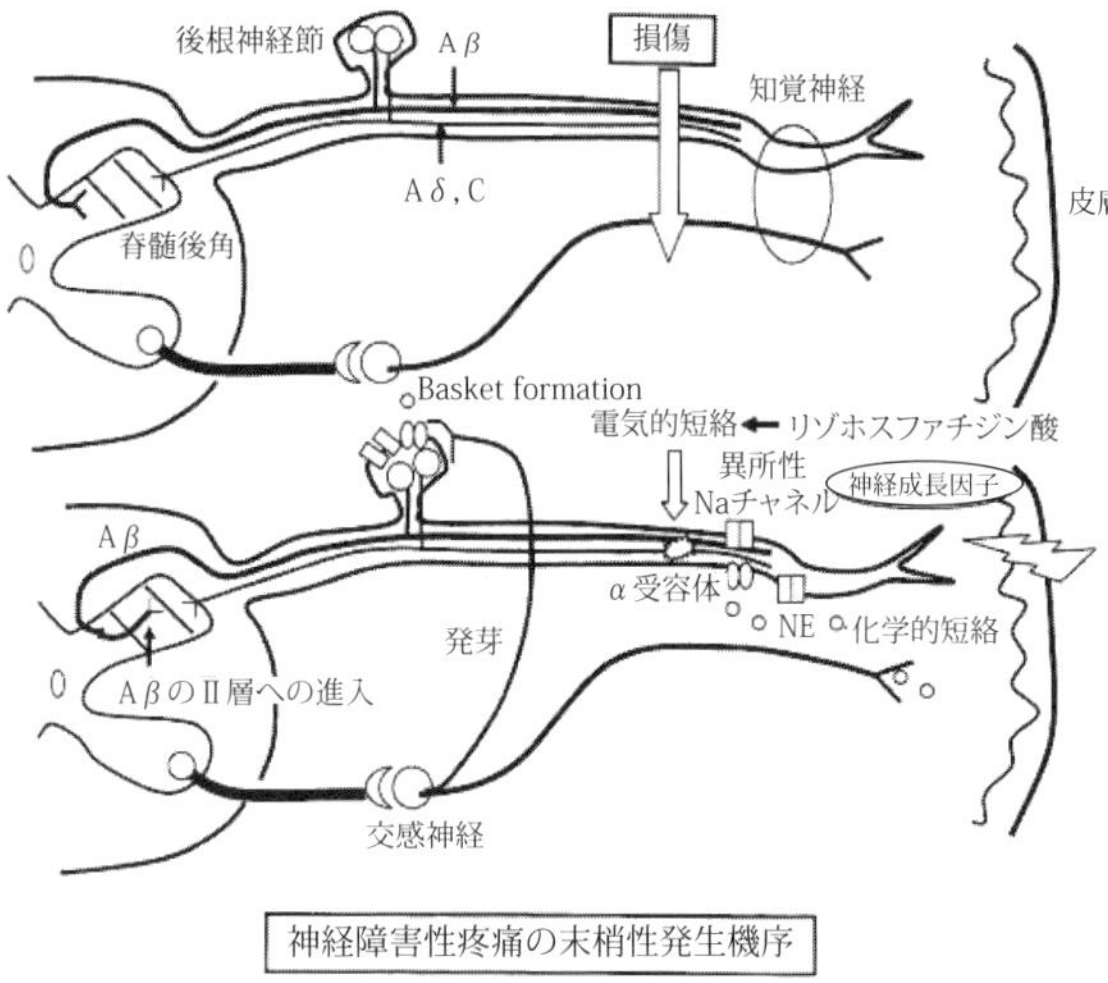

図 1-9　神経障害性疼痛の発生機序
NE：ノルエピネフリン

(3) 神経障害性疼痛の発生機序

神経組織に図1-9および表1-5に示すさまざまな形態的、機能的異常が発生して神経障害性疼痛が発生する（文献10, 11）。

このように、がんの痛みといってもさまざまな因子、原因によって発生しているので、痛みのアセスメントが必要となるのである。

7 がんの痛みとは何か？

がんの痛みが外傷や手術の後の痛みと決定的に異なるのは、①痛みが徐々に強くなる点、②持続性（週もしくは月単位で続く）である点、③再発性である点、④治る希望が持てず精神状態に悪影響を及ぼす点、である。神経学的な分類では組織が損傷されて発生する侵害受容性疼痛、神経系の一次的な損傷や機能

表1-5　神経障害性疼痛の発生機序

① 損傷部におけるナトリウムチャネルやαアドレナリン受容体の異所的発現による異常な神経発火の発生.
② カプサイシン受容体（Transient Receptor Potential：TRPスーパーファミリーに属するTRPV1受容体）の炎症による過敏化. 35℃程度の通常温度により神経の異常興奮が発生する.
③ 損傷した末梢神経内において交感神経線維が後根神経節へ発芽（basket formation）することによる自発痛の発生.
④ 組織損傷に伴って脊髄において発現するリゾホスファチジン酸による神経線維の脱髄. 隣接する神経線維同士の電気的短絡を起こし, 異常な神経発火を引き起こす.
⑤ 損傷後の脊髄後角における, 触覚を司るAβ線維の疼痛伝達に関与する脊髄2次ニューロンと末梢神経との直接接合. 触刺激が脊髄で痛みに変換されてしまい, アロデニア（触れても痛みが起こる状態）の原因となる.
⑥ 痛み刺激の繰り返し中枢神経入力による中枢神経細胞の過敏化（中枢性感作）.
⑦ 疼痛抑制系神経系である下行性疼痛抑制神経系の機能低下.
⑧ 神経反射機構の亢進. 痛み刺激が交感神経や運動神経を興奮させ, 局所の循環障害・筋緊張を引き起こす. それが痛みを発生させ交感神経や運動神経を興奮させるといった痛みの悪循環が起こる.
⑨ 痛みの門調節機構（gate control mechanism）の破綻. 触覚を司る有髄の太い線維が刺激されると疼痛を抑制することを痛みの門調節機構と呼んでいる. 帯状疱疹後神経痛などのようにこの太い有髄線維が選択的に減少するような病態では, この門調節機構が破綻して痛みの原因になる可能性がある.

異常により発生する神経障害性疼痛、交感神経が関与した痛み、それに精神的要素が絡み合う心因性疼痛などが混在している。また、全人的な立場から見た痛みの分類では、身体的な痛み、精神的な痛み、社会的な痛み、霊的な痛みなどと分類される。また、がん自体による痛み、治療によって起こる痛み、がんに合併しやすい病態（感染症）による痛みなどにも分類される（文献12、13）（がんによる痛みの種類についての詳細は、**第4章2節「がんの痛みの種類と性質」**、**第4章4節「がんの治療に伴う痛み」**を参照してもらいたい）。

8　痛みの機序の判別——薬理学的試験

がん疼痛と一言で言っても、そのなかに

は侵害受容性疼痛、神経障害性疼痛、心因性疼痛などが混在している。目の前の患者の痛みがいったいどのような機序で起こっているのかを判定することが、適切な治療薬（方法）の選択に必要である。病歴の聴取、身体所見、さまざまな血液検査、画像解析により診断・推測するが、それでもなお、痛みの機序の同定に苦慮することがある。このような場合、診断の一助として最近、薬理学的疼痛機序

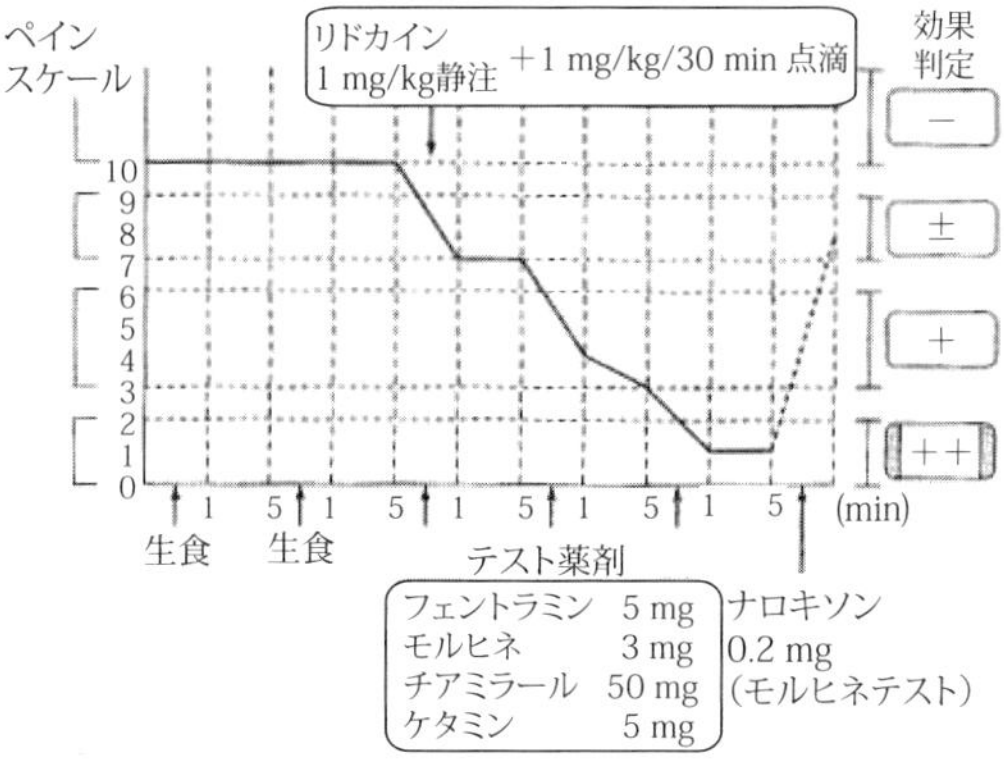

図 1-10 Drug challenge test の実際

輸液剤にて静脈路を確保する．薬液注入前の痛みの程度を 10 点とすることを患者に確認する．プラセボ効果を見るため，まず生理食塩水 1 ml を 5 分間隔で 2 回注入し，その後，試験する薬剤を 5 分間隔で静脈内注入し，注入ごとに 1 分後，5 分後に痛みの程度を記録する．痛みが 0（無痛）にならない場合は追加投与を行ない，フェントラミンは 1 回 5 mg を，モルヒネは 1 回 3 mg を，チアミラールは 1 回 50 mg を，ケタミンは 1 回 5 mg をそれぞれ 3 回まで注入する．リドカインは 1 mg/kg をまず静注し，その後 1 mg/kg/30 min で点滴静注して 5 分ごとに痛みの程度を聴取する．途中で痛みが 0 になったらその時点で中止する．モルヒネで痛みが減少あるいは消失した場合は，その後 5 分後にナロキソン 0.2 mg を注入し，痛みの再現性を確認する．各薬剤によるテスト施行の間隔は十分に取ること．効果判定基準は統一されていないが，われわれは痛みが 50% 程度まで下がれば陽性としている．

判別試験（drug challenge test：ＤＣＴ）が行われている（文献14、15）（図1-10）。

コラム1　ＤＣＴとは

ＤＣＴとは鎮痛に関与するいくつかの薬物を少量ずつ静注し、痛みの消長を観察することによりその機序を推察しようとする方法である。交感神経が関与しているかどうかはフェントラミンで、神経線維の異常な異所性の興奮の有無をリドカインで、ＮＭＤＡ受容体を介する機序の有無をケタミンで、中枢神経の過敏化の有無を中枢神経抑制薬のバルビツレートで試験する。試験の結果によってその後の治療法を選択する。フェントラミンに反応した（鎮痛された）症例ではその後、交感神経ブロックを適応する。リドカインテスト陽性例ではリドカイン点滴療法やメキシレチンを開始する。ケタミン反応例ではケタミン点滴療法、ケタミン内服（院内製剤でシロップ、錠剤としている）を行う。バルビツレートに反応した症例ではペントバルビタール・カルシウム錠の服用を行う。モルヒネ反応例ではコデインやモルヒネの処方を行う。このようにＤＣＴは病態に合わせた治療法の選択に有用である。テストの結果と治療結果との不一致も指摘されているが、無用な薬物による多剤併用による弊害の予防にも役立つと考えられる。

ＤＣＴは神経障害性疼痛の他にも、複合性局所疼痛症候群（complex regional pain syndrome：ＣＲＰＳ）など、その機序が不明な疼痛疾患の病態把握および治療薬選択に当たり、他の診断法と併用して試みるべき試験と考えられる。ＣＲＰＳの病態はその時期においても大きく変化し、発生機序も単一のものではない。病態の把握とそれに応じた治療法の選択が必要であることを強調したい。方法などの詳細は図１－10の説明および文献15を参照して欲しい。

9　痛みの治療（ＷＨＯ方式がん疼痛治療法）

（1）ＷＨＯ方式がん疼痛治療法とは？

世界中のすべてのがん患者の痛みからの解放を目指してＷＨＯが四年間を費やして作成した治療指針である。（文献4、16）わが国では『がんの痛みからの解放』（一九八六年、金原出版）として発行された。本治療指針は二二ヵ国語に翻訳され、世界的に展開されている。一九九六年にはそれまでの進歩を取り込んで改訂されたが、その基本的な方法は変わっていない。現在において最も普遍的な疼痛治療法であり、誰でも、どこにおいても施行可能な方法として広く認められ、施行されている。

（2）ＷＨＯ方式がん疼痛治療法の基本概念

「がんの専門医でなくとも、誰にでも施行可能な方法とする」「どのような国、地域、施設においても施行可能な方法であること」――この二つの大原則を満足させる方法として、実際面において次の五つの原則に則って疼痛治療を行うようＷＨＯは勧告している。

①経口投与を基本とする（by mouth）

経口投与は最も簡潔な薬物投与法であると同時に、患者個人の自主性を高め、自己の尊厳を保つと言う意味においても有用である。しかし、さまざまな理由で経口摂取が不可能となった場合には非経口的な方法に移行せざるをえない。経口投与の次に簡便な方法としては坐剤や液体薬を用いた経直腸投与、そして最後に注射の順になるが、最近では皮膚貼付剤も市販されており、薬物投与の経路のバリエーションは広がった。

②薬物の服用は時間を決めて規則正しく行う（by the clock）

一回の鎮痛薬摂取の後、放置しておけば痛みが再燃する。がん疼痛は長期間続くことを考えると、頻繁な痛みの再発が患者の精神状態に悪影響を与えることは必然である。したがって、前の薬物摂取後は、再び痛みが出る前に次の薬物摂取を行うことが必要となる。そのためには用いている薬物の体内動態を知っておくこと、また、治療の開始前にその鎮痛薬がその患者ではどのくらいの時間効果があるかを評価しておくことが重要である。

③WHOラダーに沿って痛みの強さに応じた薬物を選択する（by the ladder）

痛みの強さに応じて薬物を選択する。痛みが弱いときには非ステロイド性抗炎症薬（non-steroidal anti-inflammatory drugs：NSAIDs）で対処するが、この薬物には有効限界（服薬量を増やしてもある量以上になると鎮痛効果は頭打ちとなり、副作用のみが増加する状態のこと）が存在するので、有効限界まで増量しても患者の痛みが緩和されないときには、次に薬効が強い鎮痛薬である弱オピオイド製剤に変更する。この薬物にも有効限界があるので、痛みが緩和されない場合にはさらに鎮痛効果が強力な強オピオイド製剤に変更する。強オピオイド製剤には有効限界がないので、痛みの強さに応じて増量することにより効果が期待できる。

④個々の患者の痛みに見合った薬物の量で治療する（for the individual）

同じ疾患、同程度の痛み、同じ年齢の患者であっても、個人個人によって痛みを抑える鎮痛薬の量は異なる。一律に「一日に三回、一回二錠まで」と言うような処方は行わないようにする。

⑤細かい配慮を持って治療する（with attention to detail）

疼痛治療を開始したら、副作用、服薬状況、全身状態の他、患者の心理状態、薬の保管状況なども把握する必要がある。また、麻薬という言葉に対する偏見から、患者の周囲の者に服薬を止められたり、制限されることにも注意が必要である。

(3) がん性疼痛に用いる鎮痛薬

痛みの強さによって三段階で鎮痛薬を使用する（図1-11）。第一段階、第二段階使用薬には有効限界がある。第三段階使用薬である強オピオイドにはこの有効限界がない。そのため、第三段階では鎮痛薬の効果が減少したと判断されたら、服薬量を増加することで良好な鎮痛効果を得ることができる（各段階で使用される鎮痛薬についての詳細は、**第2章2節「WHO方式がん疼痛治療法」**を参照してもらいたい）。

10　医療用麻薬（オピオイド）

（1）オピオイド製剤の現状

現在、本邦で用いることができる代表的強オピオイドには、塩酸モルヒネ（散剤、錠剤、水溶液、坐剤、注射剤）、硫酸モルヒネ（錠剤）、フェンタニル（注射剤、貼付剤）、オキシコドン（錠剤、散剤）があり、その剤型も上記のように豊富である（図1-12）。通常、服用初期には効果発現時間、作用持続時間の短い塩酸モルヒネを用いて適切な鎮痛が得られる服用量を決め、その後、徐放剤や貼付薬に変更する。がん性疼痛では、一日のうち十分な鎮痛が得られている時間はあるものの、急激な痛みの増強（突出痛）が見られることが稀ではない。そのような場合には、即効性である塩酸モルヒネ製剤、オキシコドン速放剤（レスキュードーズという）を用いて鎮痛をはかる（図1-13）。

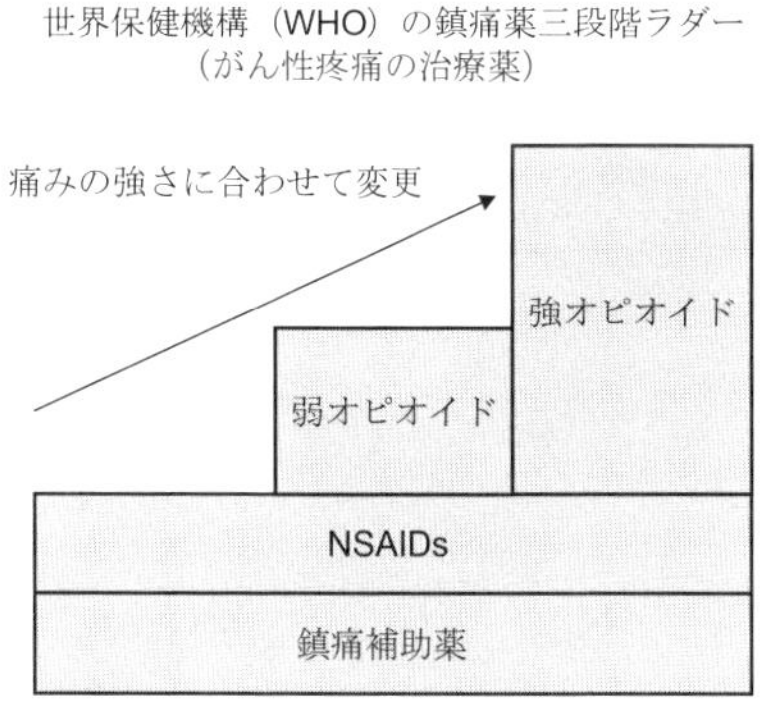

図1-11　WHO方式がん疼痛治療法における鎮痛薬の三段階ラダー

オピオイド製剤一覧

	オピオイド	商品名®	剤形	投与経路	規格
72 時間徐放性オピオイド 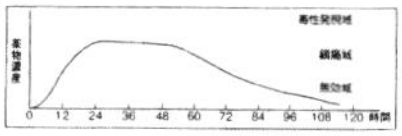	フェンタニル	デュロテップパッチ	貼付剤	経皮	2.5, 5, 7.5, 10mg
		デュロテップ MT パッチ	貼付剤	経皮	2.1, 4.2, 8.4, 12.6, 16.8mg
24 時間徐放性オピオイド 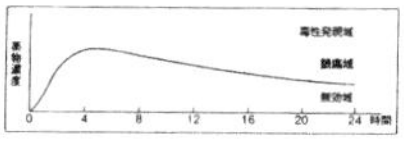	モルヒネ	カディアンカプセル	カプセル剤	経口	20, 30, 60mg
		カディアンスティック粒	顆粒剤	経口	30, 60, 120mg
		パシーフカプセル	カプセル剤	経口	30, 60, 120mg
		ピーガード錠	錠剤	経口	20, 30, 60, 120mg
12 時間徐放性オピオイド 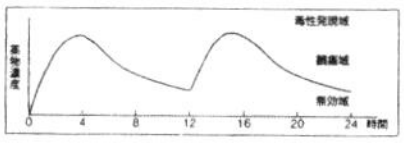	モルヒネ	MS コンチン錠	錠剤	経口	10, 30, 60mg
		MS ツワイスロンカプセル	カプセル剤	経口	10, 30, 60mg
		モルペス細粒	細粒剤	経口	10, 30mg
	オキシコドン	オキシコンチン錠	錠剤	経口	5, 10, 20, 40mg
速放性オピオイド 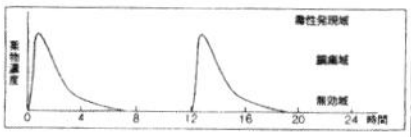	モルヒネ	アンペック坐薬	坐剤	経直腸	10, 20, 30mg
		塩酸モルヒネ散	散剤	経口	（適宜調整）
		塩酸モルヒネ錠	錠剤	経口	10mg
		オプソ内服液	液剤	経口	5, 10mg
	オキシコドン	オキノーム散	散剤	経口	2.5, 5mg
注射液 単回投与 持続静脈・皮下投与 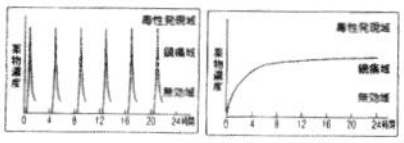	モルヒネ	塩酸モルヒネ注射液(1%)	注射剤	静脈・皮下	10mg/1mL, 50mg/5mL
		塩酸モルヒネ注射液(4%), アンペック注	注射剤	静脈・皮下	200mg/5mL
	フェンタニル	フェンタニル注射液	注射剤	静脈・皮下	0.1mg/2mL, 0.25mg/5mL
	オキシコドン	パビナール注	注射剤	静脈・皮下	オキシコドンとして 8mg/1mL

図 1-12 わが国で使用可能なオピオイド製剤のプロファイル（文献 1）

（2） オピオイドの副作用

オピオイドの三大合併症とされるのは便秘、嘔気・嘔吐、眠気である。前二者に対しては有効な副作用対策薬があるので対応できる。眠気はオピオイドの使用開始時、増量時に一過性に発生するので様子を見ることが多い。そのほかのオピオイド副作用には排尿困難、ミオクローヌス、かゆみ、呼吸抑制（鎮痛量の一〇倍量において起こる）がある。それぞれへの対処法は成書に譲る。オピオイドを上手に使いこなすコツは、副作用対策の善し悪しにかかっているといってもよい。モルヒネによる副作用と不十分な鎮痛により、一〇―三〇%の症例で疼痛コントロールが不成功に終わっていると報告されている（文献17）（オピオイ

●オピオイドのレスキュー計算表

○経口・坐薬

○オピオイドのレスキュー（1回量）は，定期オピオイド1日内服量の薬1/5である．簡便に参照できるよう，下記に定期オピオイド内服量に対する1回のレスキュー内服量の対応表を示す．

定期オピオイド				レスキュー (mg/回)		
モルヒネ (mg/日)	オキシコドン錠 (mg/日)	フェンタニルパッチ (mg/3日)	フェンタニルMTパッチ (mg/3日)	モルヒネ 経口	モルヒネ 坐薬	オキシコドン散
	10					2.5
20	15			5	5	2.5
30	20		2.1	5	5	2.5
40	30			5	5	5
60	40	2.5	4.2	10	5	5
90	60			15	10	10
120	80	5	8.4	20	10	15
180	120	7.5	12.6	30	20	20
240	180	10	16.8	40	20	30

○持続皮下注・持続静脈注

・持続投与の1時間分を早送りする．

・効果がなく，嘔気・眠気・呼吸抑制（呼吸数10回/分未満）がなければ1.5～2時間分を使用してもよい．

○レスキューに使用できるオピオイド

塩酸モルヒネ錠	10 mg
塩酸モルヒネ散	（適宜調整）
塩酸モルヒネ液	5, 10 mg
塩酸モルヒネ坐薬	10, 20, 30 mg
オキシコドン散（オキノーム）	2.5, 5 mg

・オキシコドン徐放錠（オキシコンチン），硫酸モルヒネ徐散錠（MSコンチン）．フェンタニルパッチのような徐放性製剤を，レスキューとして使用してはならない．

図 1-13 オピオイドのレスキュー計算表（文献 1）

ドによる副作用の発生機序と対策については、**第2章6節「医療用麻薬の薬理作用」**、**第4章7節「オピオイド鎮痛薬の副作用とその対策」**を参照してもらいたい）。

（3）オピオイドに対する誤解

本邦では医療用麻薬（オピオイド）の使用に対し、医療者側も患者側も躊躇する場面が少なからず存在する。使用を躊躇する理由としては、①麻薬中毒になる、②最後に用いる薬物である、③もっと痛くなったときに効かなくなる、④呼吸が抑制されるなど全身状態を悪化させる、などである。最近の研究で、これらはまったくの誤解であることが明らかになっている。すなわち、実際に痛みが存在する状態においては、WHO方式がん疼痛治療法の五原則に則って正しい使用法を行う限り、上記のようなことは起こらない。

たとえば精神依存（いわゆる麻薬中毒）について考えてみよう。精神依存とは薬の特定の薬理作用を体験するために、薬を摂取することに強い欲求を持った状態、あるいはその欲求のために薬を探し求め、入手しては使用し、効果を体験することを特徴とした状態のことである。がん疼痛治療においては、必要かつ十分な量の鎮痛薬を服用できるので、薬物を求めて異常な行動に出ることはない。また身体依存（退薬徴候）は発生するものの、鎮痛薬投与を突然中止することはないので臨床上は問題とならない。もちろん、オピオイドをうっかり中断するような状況では禁断症状が起こりうるので注意が必要である。また、痛みの原因が消失して痛みの程度が低下してきた場合には、オピオイドを徐々に減量することができるため、将来的に投与を中止できる。耐性（徐々に効かなくなること）は実際に疼痛が存在する状態では起こりにくいことが実験的に明らかになっているし、臨床の場においては、強オピオイドには有効限界がなく徐々に増量することで対応できるので問題とならない。ちなみに日本人ではがん疼痛患者の約八〇%が、モルヒネ一日一二〇mg以下で疼痛がコントロールされているといわれている(オピオイドの鎮痛耐性については、**第2章8節「医療用麻薬を繰り返し使うと効き難くなるのか?」**を、依存などの中毒になってしまうのか?といった誤解については、**第2章9節「炎症性疼痛下でモルヒネの精神依存は形成されない」**、**第2章10節「神経障害性疼痛下でもモルヒネの精神依存は形成されない」**を参照してもらいたい)。

11　オピオイドローテーション

(1) オピオイドローテーションとは?

オピオイドは疼痛治療においてなくてはならない鎮痛薬であるが、副作用や鎮痛効果の個人差などにより、その使用が困難になることがある。オピオイドローテーションとは、オピオイドによる鎮痛効果と副作用のバランスを維持することが困難なとき、使用中のオピオイドを他のオピオイドに変更することによってそのバランスを回復することである。現在、わが国においては種々のモルヒネ製剤のほか、フェンタニル、オキシコドンなどの強オピオイドが使用可能である。薬理学的には同じオピオイドに分類されるものの、薬剤により患者に現れる鎮痛作用や副作用の程度に違いがあることが基礎的、臨床的研究によって明らかにされてきた。[文献16、18] すなわち、オピオイドの種類を変更することにより鎮痛作用がより強く現れたり、副作用が軽減されたりすることが明らかになってきたのである。このことから、オピオイドによる疼痛治療において、オピオイドローテーションの必要性が認められている。

(2) オピオイドローテーションの理論的裏付け

あるオピオイドへの耐性発現が起こったとき、他のオピオイドに変更すると予想より低用量で前者の最終量による鎮痛効果と同等の鎮痛効果が認められることがある。つまり、異なるオピオイド間では鎮痛効果が異なり、交差耐性の発現が不完全であることを意味している。[文献9、10、11] また、モルヒネの投与経路を、経口投与から肝臓の初回通過効果を受けない経路(経静脈、経直腸、経皮、硬膜外あるいはくも膜下)に変更すると、モルヒネ長期投与による神経興奮作用(モルヒネの代謝産物であるM-3-Gによる副作用とされている)が軽減することが知られている。[文献12、13] オピオイドのなかにはメサドンのように、肝臓での代謝産物に活性がないオピオイドもあり、これらオピオイドの使用がオピオイドローテーションに理論的裏づけを与えている。

前述のように、オピオイドの作用を決定する受容体の多様性がマウスでの研究で明らかになってきている。このオピオイドの受容体はヒトでも見つかっており、各オピオイド受容体に対する親和性が個人によって異なるため、オピオイドローテーションが効果的であると考えられている。[文献1、8] これら親和性は各個人の受容体をコードする遺伝子や食生活などの生活環境によって決定付けられていると考えられており、オピオイドの鎮痛効果や副作用に個人差を生じさせる。近い将来、遺伝学を基盤としたオーダーメード医療の発達により、ある患者におけるオピオイド受容体の特性を判定することで、個々の患者にとって最も副作用の少ないオピオイドの選択が可能になるであろう（オピオイド受容体についての詳細は、**第2章の注1**を、遺伝子解析などによるオーダーメード疼痛治療については、**第3章5節「テーラーメード緩和医療」**を参照してもらいたい）。

（3）オピオイドローテーションの適応

オピオイドローテーションの適応は以下の通りである。

①オピオイドを使用し疼痛のコントロールはついているものの、治療困難な副作用が出現して、それ以上そのオピオイドを続行することができない場合。
②副作用もコントロールできない場合。
③オピオイドをいくら増量しても疼痛コントロールがつかない場合。
④オピオイドの連用によって発現した耐性を回復したい場合。
⑤オピオイドによると思われる不穏状態、精神症状を回復したい場合。
⑥患者の状態により投与経路の変更が必要になった場合。
⑦医療経済的な問題が発生した場合。

(4) オピオイドローテーションを考慮したときに必要な患者アセスメント

ある薬物を使用して副作用が出現したからといって直ちに薬物の変更を考慮することは良策ではないである。まず、患者の置かれた状況を正しく評価しなくてはならない。以下のような評価、鑑別診断が必要である。

①本当にそのオピオイドの副作用であるのか?
たとえば悪心、嘔吐はオピオイドの代表的な副作用であるが、イレウスなど消化管通過障害、抗がん剤の副作用など多くの要因でも出現する。

②疼痛の性状とオピオイドの鎮痛効果
神経障害性疼痛、筋膜性疼痛などの中にはオピオイドが効きにくい疼痛もある。これらの疼痛ではオピオイドを変更しても鎮痛効果は低い。他の鎮痛手段を考慮すべきである。

③興奮、譫妄、精神症状の原因探求
オピオイドの長期使用による副作用として重要視されているが、がんの脳転移・脳感染症、汗電解質異常、抗がん剤の使用、発熱、抗コリン薬の使用、脱水症、肝・腎障害などさまざまな病態でも発現する。

④オピオイドの不足
患者の痛みに相応したオピオイド量が処方されているか、あるいはきちんと服用されているか。つ

まり、WHOがん疼痛治療法の五つの基本方式がきちんと守られているか。

⑤社会、心理的問題の評価、その他

薬剤の値段（経済的問題）、患者本人、家族・関係者のオピオイド服用への抵抗、医療従事者の不適当な言動など、十分な評価が必要である。

（5）オピオイドローテーションの実際

本邦で実際に行われているオピオイドローテーションのほとんどは硫酸モルヒネ徐放錠、フェンタニルパッチ、およびオキシコドン徐放錠の間である。この三薬剤間のオピオイドローテーションの実際は、服部によるオピオイドローテーション時の等鎮痛薬用量換算法に譲る（文献16）。

12　鎮痛補助薬

NSAIDsやオピオイドを用いても緩和されにくい痛みに神経障害性疼痛がある。がん疼痛の三〇—七〇％は神経障害性疼痛が混在すると言われている。このような痛みには通常の鎮痛薬のほかに、ステロイド薬、抗うつ薬、抗痙攣薬、抗不整脈薬、興奮性アミノ酸受容体（NMDA受容体）の拮抗薬などが用いられている（詳細については、**第4章9節「鎮痛補助薬の使い方」**および**本章の文献15**を参照してもらいたい）。

13　ＰＣＡによる薬物投与

(1) PCAとは？

患者が痛みを感じたときすぐに鎮痛処置が行われるのが理想であるが、入院中などで医療従事者の管理下に置かれているような場合には、必要な鎮痛処置を受けるまでにいくつかの関門があり、鎮痛を得るまでに時間がかかることが稀ではない。したがってその間は痛みが持続することになる。このような場合には、あらかじめセットしておいた鎮痛薬注入機により、患者自身がボタンを押すことにより鎮痛薬がある一定量注入されるような自己疼痛管理法（patient-controlled analgesia：ＰＣＡ）を用いるとよい[文献19,20]（図１-14）。がん性疼痛管理の場においては、硬膜外鎮痛（硬膜外カテーテルを留置し、オピオイド、局所麻酔薬などを持続的もしくは断続的に注入する方法）、中心静脈ルート、皮下注入などを用いて経静脈的に鎮痛薬を注入されている患者に適応となる。

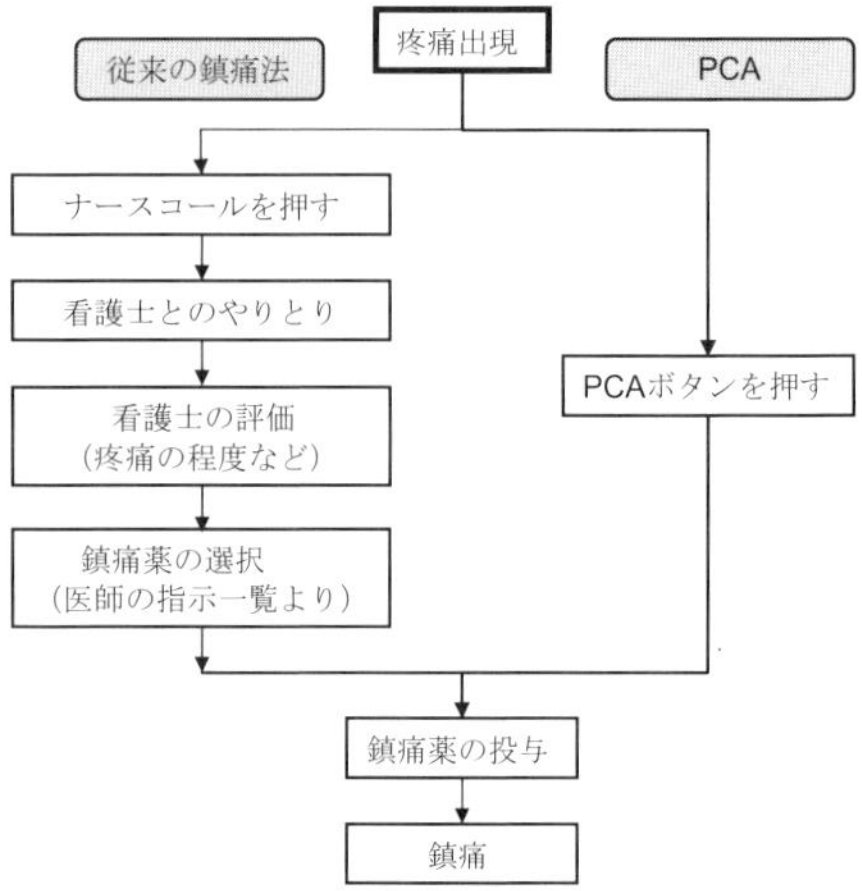

図 1-14　PCA の意義（鎮痛が得られるまでの過程）
PCA では短時間で鎮痛が得られる（文献 19）.

ＰＣＡによる鎮痛の利点、欠点は次のとおりである。

【利点】
①患者自身で鎮痛薬の調節ができる。
②個人個人によって異なる、鎮痛薬の必要量で鎮痛が図れる。
③鎮痛の要求にリアルタイムで対応できる。
④過度の薬液の注入が避けられる。
⑤呼吸抑制や鎮静が過度にならない。
⑥医療従事者の都合に関係なく鎮痛薬が得られる。
【欠点】
①患者に本法に対する理解力がないと施行できない。
②医師、看護師、薬剤師の協力が必要である。
③機器の取り扱い、警報がなったときの対処に精通していなくてはならない。
④機器が高価である。

(2) PCA機器

バルーン式使い捨て型の注入器、コンピュータ内蔵のものなどが市販されている。

(3) PCAの設定

次の四点についてあらかじめ機器の設定を行う。

①基礎持続注入量：一定量が持続して注入されるように設定する。
②レスキュー量：持続量で鎮痛が不十分であるときに患者のボタン操作で注入される量。
③ロックアウト時間：一回レスキューのボタンを押した後、次のボタンを押せるまでの時間。過剰な投与を避けるために設定する。
④単位時間当たりの最大注入量：過剰な投与が行われないようにするために設定する。

（4）実際の注入量設定

患者の全身状態などにより加減するが標準的には以下の通りである。
①硬膜外注入（表1-6）：この基準は術後鎮痛に対する基準量であるが、がん疼痛患者で初めて本法を適応する場合にはやや少なめから開始し、鎮痛の状態を見て加減するのがよいであろう。
②経静脈、皮下注入：モルヒネでは基礎持続注入量〇・三―〇・五mg／時間、レスキュー量〇・三―〇・五mg／回、ロックアウト時間一〇―二〇分。フェンタニルでは基礎持続注入量一〇―二〇μg／時間、レスキュー量一〇―二〇μg／回、ロックアウト時間一〇―二〇分。

14　緩和医療の行政、施策

二〇〇七年四月より施行されたがん対策基本法において、がん患者の療養生活の質の向上が謳われ

表 1-6 硬膜外 PCA の処方（術後痛の場合の処方であるが，がん疼痛とも共通している）（文献 19）

	基礎持続注入速度	ボーラス量	ロックアウト時間
フェンタニル	10-25 μg・hr^{-1}	12-25 μg	5-15 min
モルヒネ	0.08-0.2 mg・hr^{-1}	0.08-0.2 mg	15-20 min
ブプレノルフィン	8-20 mg・hr^{-1}	12-100 μg	15-30 min

硬膜外 PCA では低濃度の局所麻酔薬（0.05-0.29% ブピバカインあるいはロピバカイン）を用いる．
硬膜外 PCA の効果発現は静脈内投与に比べて遅いので，初回投与が必要である。初回投与にはフェンタニル 25-50 μg，モルヒネ 1-3 mg，ブプレノルフィン 100 μg を用いる．

表 1-7 地域がん診療連携拠点病院の指定要件について（文献 22）

Ⅱ　地域がん診療連携拠点病院の指定要件について

1. 診療体制
(1) 診療機能
(4) 緩和医療の提供体制
ア　医師・看護師・医療心理に携わる者等を含めたチームによる緩和医療の提供体制を整備すること・ただし，当該提供体制には，一般病棟におけるチーム医療の一部として緩和医療を提供できる体制を含むこととする・また，当該チームによる緩和医療が，対象患者が退院した後も必要に応じて外来等において継続され得る体制を整備すること．
イ　地域において，かかりつけ医を中心とした緩和医療の提供体制を整備すること．
ウ　かかりつけ医とともに地域がん診療連携拠点病院内外で共同診療を行い，早い段階から緩和医療の導入に努めること．
エ　かかりつけ医の協力連携を得て，退院後の緩和医療計画を含めた退院計画を立てること．

ている。その第三章、第二節、第一六条には、「国および地方公共団体は、がん患者の状況に応じて疼痛等の緩和を目的とする医療が早期から適切に行われるようにすること、居宅においてがん患者に対しがん医療を提供するための連携協力体制を確保すること、医療従事者に対するがん患者の療養生活の質の維持向上に関する研修の機会を確保すること、その他のがん患者の療養生活の質の維持向上のために必要な施策を講ずるものとする。」とある。また、がん診療連携拠点病院の整備に関する指針としては表1-7のように

表 1-8　緩和ケア診療加算に関する施設基準

(1)	以下の３名から構成される緩和ケアに係る専従のチーム（以下「緩和ケアチーム」という.）が設置されていること. ア　身体症状の緩和を担当する常勤医師 イ　精神症状の緩和を担当する常勤医師 ウ　緩和ケアの経験を有する常勤看護師
(2)	(1) にかかわらず，(1) のア又はイに掲げる医師のうちいずれかは緩和ケアチームに係る業務に関し専任であって差し支えないものとする. また，悪性腫瘍患者に係る緩和ケアの特性にかんがみて，当該専任の医師以外の医師にあっても，入院中に緩和ケアチームによる診療を受けた患者のみを対象として，当該患者の退院後に継続的に外来で診療を行う場合については，緩和ケア診療加算を算定すべき診療に影響のない範囲においては専従とみなすことができる.
(3)	(1) のアに掲げる医師は・悪性腫瘍患者又は後天性免疫不全症候群の患者を対象とした症状緩和治療を主たる業務とした３年以上の経験を有する者であること.
(4)	(1) のイに掲げる医師は，３年以上がん専門病院又は一般病院での精神医療に従事した経験を有する者であること.
(5)	(1) のウに掲げる看護師は，５年以上悪性腫瘍患者の看護に従事した経験を有し，緩和ケア病棟等における研修を修了している者であること.
(6)	(1) のア及びイに掲げる医師については・緩和ケア病棟入院料の届出に係る担当医師と兼任ではないこと．ただし，緩和ケア病棟入院料の届出に係る担当医師が複数名である場合は，緩和ケアチームに係る業務に関し専任である医師については，緩和ケア病棟入院料の届出に係る担当医師と兼任であっても差し支えないものとする.
(7)	症状緩和に係るカンファレンスが週１回程度開催されており，緩和ケアチームの構成員及び必要に応じて主治医看護師などが参加していること.
(8)	当該医療機関において緩和ケアチームが組織上明確に位置づけられていること.
(9)	院内の見やすい場所に緩和ケアチームによる診療が受けられる旨の掲示をするなど，患者に対して必要な情報提供がなされていること.

（平 18.4.1. 改訂　診療報酬点数表参考資料　入院基本料等加算の施設基準等「緩和ケア診療加算に関する施設基準」より）

記述されている。(文献21、22)

二〇〇二年四月から緩和ケアチーム診療加算が可能となった。しかし、その要件には表1-8に示すような施設基準を満たすことが必須とされたため、緩和ケアに専従できる医師や看護師がいないことから、実際にこの基準を満足する施設は非常に少ない。(文献23)

15 まとめ

本章では、本邦における緩和医療の現状について俯瞰的に紹介した。各項目の詳細については、指摘してある後述の章にゆずりたい。緩和医療はチーム医療として最も機能すべき分野である。今後、さまざまな分野の医師や医療従事者の参加を期待したい。また、そのような状況が早く到来し、緩和医療が充実して患者の生活の質が向上するためには、国や地方公共団体の強い指導力が必要と考えられる。

文献

1 日本医師会監修：2008年度版がん緩和ケアガイドブック、p.1-13, 2008
2 世界保健機関編：がんの痛みからの解放。金原出版、p.4, 1987
3 Miyashita M, Sanjo M, Morita T, Hirai K, Uchitomi Y. Good death in cancer care: a nationwide quantitative

study. Ann Oncol 18: 1090-1097, 2007
4 恒藤 暁：最新緩和医療学、最新医学社、大阪、p.227-2235, 1999
5 恒藤 暁、岡本禎晃：緩和医療総論、日本緩和医療薬学会編 臨床緩和医療薬学、真興交易医書出版部、東京、p.2-4, 2008
6 余宮きのみ：全人的苦痛と痛みの評価、日本緩和医療薬学会編 臨床緩和医療薬学、真興交易医書出版部、東京、p.16-21, 2008
7 柏崎美保、加藤 実：VAS, NRS, VRS, VDS, FRS, PRS, など、小川節郎編 ペインクリニシャンのためのキーワード100、真興交易医書出版部、東京、p.118-119, 2008
8 Jensen MP, Karoly P, Braver S. The measurement of clinical pain intensity: a comparison of six methods. Pain 27: 117-126, 1986
9 加藤 実：痛みの生理学、小川節郎ほか編 麻酔科学スタンダードⅣ、関連領域、克誠堂出版、東京、p.198-204, 2004
10 小川節郎：複合性局所疼痛症候群の診断と治療、ペインクリニック29：S95-S108, 2008
11 表 圭一：病的な痛みの機序、小川節郎ほか編 麻酔科学スタンダードⅣ、関連領域、克誠堂出版、東京、p.204-210, 2004
12 表 圭一：がん性疼痛の発生機序、ペインクリニック27：S12-S18, 2006
13 武田文和：がんの痛みの真実、春秋社、東京、2008
14 加藤 実：求心路遮断痛に対するドラッグチャレンジテストの意義、ペインクリニック29：S42-S47, 2008
15 小川節郎：Drug-challenge test の立場から、関節外科25：853-856, 2006
16 佐藤 智、深澤圭太、鈴木孝浩他：がん性疼痛の薬物療法、ペインクリニック27：S30-S167, 2006
17 Cherny N, Ripamonti C, Pereira J, Davis C, Fallon M, McQuay H, Mercadante S, Pasternak G, Ventafridda V. Strategies to manage the adverse effects of oral morphine: an evidence-based report. J Clin Oncol 19: 2542-

2554, 2001
18 樽見葉子：オピオイドローテーションの臨床的意義、痛み臨床における鎮痛薬・オピオイドの選択。鎮痛薬・オピオイド研究会編、メデイカル・パブリケーションズ、東京、p.75-84, 2003
19 松永万鶴子、比嘉和夫：自己疼痛管理（ＰＣＡ）、小川節郎ほか編、麻酔科学スタンダードⅣ、関連領域、克誠堂出版、東京、p.181-189, 2004
20 服部政治：ＰＣＡ、小川節郎編、ペインクリニシャンのためのキーワード100、真興交易医書出版部、東京、p.218-220, 2008
21 服部政治：がん緩和ケアチームを組織するにあたっての必要な知識、並木昭義ほか編　すぐに役立つ緩和ケアチームの立ち上げと取組の実際、真興交易株式会社医書出版部、東京、p.16-24, 2008
22 加藤雅史：緩和ケアにおける専門性とは何か、ホスピス緩和ケア白書2007, 財団法人日本ホスピス・緩和ケア研究振興財団、東京、青梅社、p.1-6, 2007
23 診療報酬点数表参考資料、入院基本料金等加算の施設基準など「緩和ケア診療加算に関する施設基準」平成18年4月１日改訂版

第2章　医療用麻薬による痛みの治療——誤解や副作用を考える

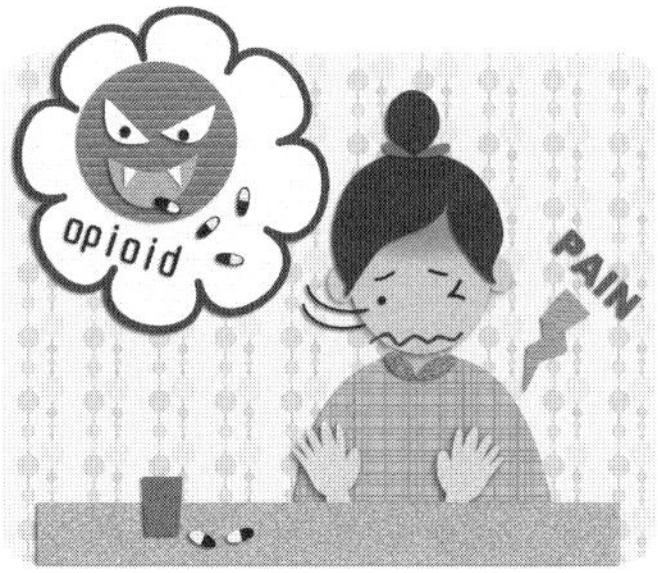

オピオイドはこわい…？

友人の娘さん（高校生）が肉腫で入院した際、がん性疼痛に耐えきれず担当医に痛み止めを要求したところ、依存がでてきたため痛み止めを我慢するよう担当医から言われたそうである。友人は〝がんなどの激しい痛みには、痛み止めとしてモルヒネなどの医療用麻薬を正しく使えば依存にならない〟ことを知っていたため、このことを娘さんに伝えた。彼女は、がん性疼痛治療に医療用麻薬を使っても依存にはならないので痛み止めを打ってくれるよう担当医に訴え、その結果、医療用麻薬を使用してがんの痛みを克服することができたそうである。友人は、もし自分が医療用麻薬の正しい知識を持っていなければ依存を防ぐために痛みを我慢するよう娘に伝えてしまい、不必要に苦しめたのではないかと言っていた。

医療先進国と言われる日本において、このようなことが今でも起きていることに私は大きなショックを受けた。しかし同時に、医療用麻薬について正しい知識を持つことで、がんの痛みから解放されることもわかった。今紹介した友人の話は例外ではなく、医療用麻薬ががん疼痛治療に十分使用されているか否かについて、国際麻薬統制委員会（ＩＮＣＢ）の資料をみると、本邦における強オピオイド鎮痛薬（医療用麻薬）の使用量は、残念なことに世界の平均使用量よりも少ない。

本章では、医療用麻薬による鎮痛作用や依存といった副作用のメカニズムについて、最新の研究成果を紹介する。そして、がん患者や医療従事者が持っている医療用麻薬に対する誤解をなくしていきたい。

1　がん性疼痛治療における医療用麻薬

一九八六年に世界保健機関（ＷＨＯ）よりＷＨＯ方式がん疼痛治療法が報告され、〝Cancer Pain Relief〟が出版された。一〇年後の一九九六年には第二版が出版され、現在広く使用されている。わが国では一九八九年にモルヒネ徐放性製剤（一日朝晩二回の服用で一日中がん疼痛を抑えることができる）が発売され、ＷＨＯ方式がん疼痛治療法が普及するようになってきた。さらに、二〇〇二年にはフェンタニルパッチ（貼り薬で、一回貼ると三日間がん疼痛を抑えることができる）、二〇〇三年にはオキシコドン徐放性製剤（一日朝晩二回の服用で一日中がん疼痛を抑えることができる）がそれぞれ発売され、がん患者の疼痛や状態に合ったオピオイド鎮痛薬（医療用麻薬）を選択することができ、またオピオイドローテーションも可能になった。しかし、がん疼痛治療ではモルヒネ徐放性製剤などによりがんの痛みが取り除かれても、突然強い痛み（突出痛）に襲われることが多く、この突出痛に対する対策も必ず講じなければならない。このような場合、モルヒネ徐放性製剤でのがん疼痛治療に対しては即効性の内服液が、またオキシコドン徐放性製剤に対しては速放性散剤がそれぞれ発売されているので、必ず速放性製剤を処方しておく必要がある。しかし、フェンタニルパッチに対する速放性製剤は現在開発中である。このように、ＷＨＯ方式がん疼痛治療法に用いられる薬剤は充実してきているので、今後はＷＨＯ方式がん疼痛治療法を使いこなし、良質の疼痛コントロールを行うこ

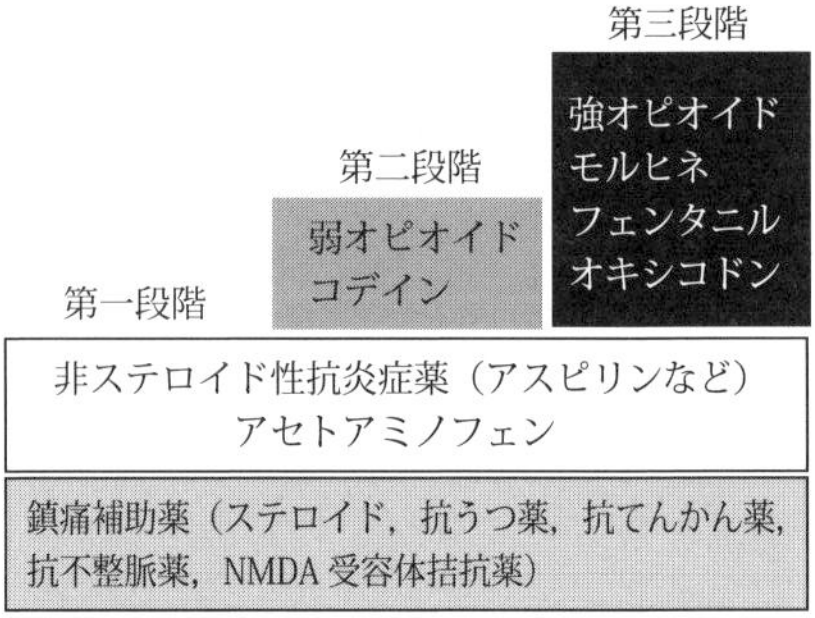

本法は基本薬があれば，どの国でも，どの病院でも行える除痛法である．

図 2-1　WHO方式がん疼痛治療法における三段階除痛ラダー（文献1）

とが課題である。

2　ＷＨＯ方式がん疼痛治療法

ＷＨＯは、一九八六年に基本的な鎮痛薬を用いるＷＨＯ方式がん疼痛治療法を発表した。鎮痛薬使用法の五原則として、①経口的に（by mouth）、②時間を決めて規則正しく（by the clock）、③除痛ラダーにそって効力の順に（by the ladder）、④患者ごとの個別的な量で（for the individual）、そして⑤そのうえで細かい配慮を（attention to detail）が挙げられている。また、三段階除痛ラダーは図２‐１に示したように、まず、第一段階は非オピオイド、すなわち非ステロイド性抗炎症薬（non-steroidal anti-inflammatory drugs: NSAIDs）あるいはアセトアミノフェンを用いる。非オピオイドで痛みが残存する場合には第二段階として弱オピオイドのコデインを併用する。しかし、それでも痛みが残存する場合には第三段階としてコデインを強オピオイドのモルヒネに置き換える。このように非オピオイドは第二および三段階でも併用することが推奨されており、患者の痛みに応じて、第二段階や第三段階から開始することもある。本方式により約七〇—八〇％のがん疼痛は除痛できると報告されている。次に、各段階で使用される薬物について簡単に解説する。

(1) 第一段階：非オピオイド

アスピリン、アセトアミノフェン、イブプロフェン、インドメタシンが基本薬として推奨されている。NSAIDsの長期使用では、消化器障害や腎障害を引き起こすため、これらの障害を引き起こさないシクロオキシゲナーゼ-2(COX-2)阻害薬が期待されているが、最近COX-2阻害薬の心障害が明らかになり、NSAIDsでないアセトアミノフェンが見直されている。

(2) 第二段階：弱オピオイド

コデインが基本薬として推奨されている。コデインは麻薬性鎮咳薬として、市販鎮咳薬にも一〇〇倍散(非麻薬)が広く用いられており、一般の方々の抵抗感は少ない。しかし、鎮痛効果はモルヒネに比べて弱く、約一二分の一程度である。また、残念ながら徐放剤がないため、四時間ごとの投与(三〇―一二〇mg)になり、患者の負担が大きい。

代替薬として、ジヒドロコデイン、アヘン末、トラマドールがある。ジヒドロコデインはコデインと同様に市販鎮咳薬にも広く使用されており、鎮痛効果はモルヒネの約一〇分の一である。また、トラマドールは注射剤(筋肉内注射)しかないため、がん疼痛治療にはほとんど使用されていないが、現在がん疼痛治療用製剤を開発中である。

一方、前述のようにオキシコドン徐放錠(一日二回)に五mgという低用量が世界に先駆けて日本で発売されたことから、この低用量オキシコドンを第二段階に位置づけて、実践されている。

(3) 第三段階：強オピオイド

第三段階の標準薬はモルヒネであり、粉末、錠剤、注射、坐剤、シリンジ注、内服液、徐放剤など豊富な剤形があることから、各患者に最も適した剤形を選択することができる。また、モルヒネ徐放剤は一九八九年に発売され、長年の使用経験があることから、副作用対策などもよく知られている。さらに、突出痛用に即効性の内服液も発売されている。その後、フェンタニルの貼付剤が発売され、一回の貼付で三日間有効であること、副作用が少ないなどの理由で幅広く使用されている。しかし、米国FDAも推奨しているように、モルヒネやオキシコドンを先行投与している患者にフェンタニル貼付剤を用いるようになっている。二〇〇三年オキシコドン徐放錠が発売され、モルヒネに置き換わっている感がある。オキシコドンの特徴は第二段階に対応する目的で五mg錠が発売されたこと、一部の神経障害性疼痛に有効であり、モルヒネより除痛の幅が広がったことなどが挙げられる。また、複方オキシコドン注が発売されているが、オキシコドン八mgにヒドロコタルニン二mgが配合されていることからあまり使用されていない。さらに、突出痛の場合には速放性のオキシコドンの散剤が用いられる。

鎮痛薬使用法の五原則の一つに「除痛ラダーにそって効力の順に」がある。これは、必ず第一段階から順に鎮痛薬を使用していくということではなく、がん患者の痛みの程度に応じて、軽度の痛みの場合は第一段階から、また非常に強度の痛みの場合には最初から第三段階の強オピオイド鎮痛薬を使用することを意味している。すなわち、患者の痛みの程度に合わせて適切な段階の鎮痛薬を用いることを推奨しているのであり、人によって異なる痛みの強度に対応できる。

3　医療用麻薬とは

麻薬に関連した用語はその用語が与えるイメージがかなり強烈であることから、可能な限り使いたくないのが本音である。そこで、がん疼痛治療に用いられる用語を解説する。

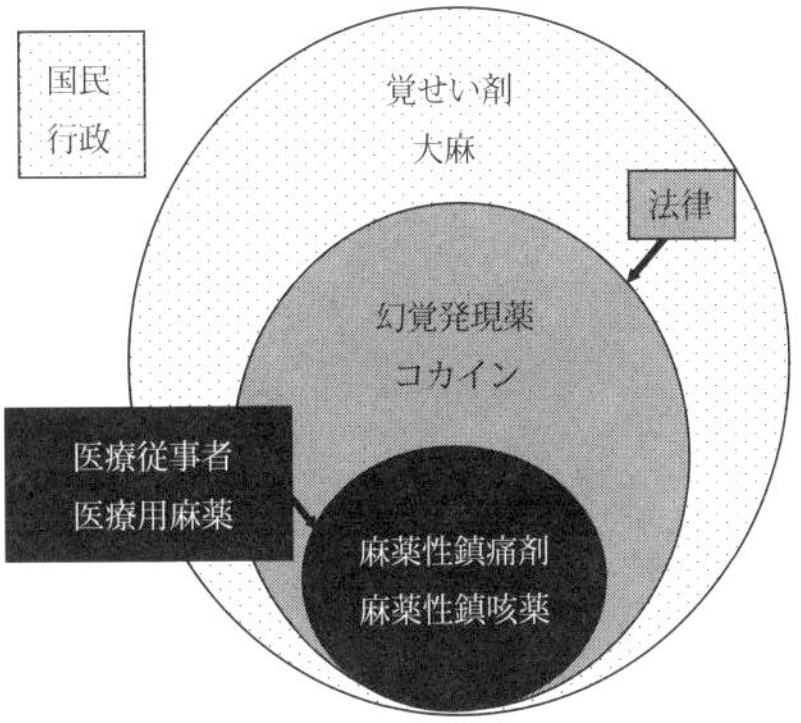

図 2-2　麻薬の捉え方はそれぞれの立場で異なる（文献 2）

(1) 麻薬

図2-2に示したように、麻薬の捉え方は立場や分野によって異なる。医療従事者は薬理学の講義で麻薬性鎮痛薬（モルヒネ、オキシコドン、フェンタニルなど）や麻薬性鎮咳薬（コデイン、ジヒドロコデインなど）として医療用麻薬を学んでいる。すなわち、医療従事者が捉えている麻薬はアヘンから製造される薬物、それから誘導される薬物（アヘンアルカロイド系麻薬）とモルヒネと類似の作用を示す合成薬物（合成麻薬）を示している。さらに、オピオイド受容体（発見当時はオピエート受容体と呼ばれていた）が発見され、この受容体に結合し、モルヒネ様の鎮痛作用などの薬理作用を

示す薬物を麻薬と呼んでいる。

一方、麻薬は法律で厳しく取り締まられている（麻薬及び向精神薬取締法）。法律ではアヘンアルカロイド系麻薬、合成麻薬以外にコカイン（コカアルカロイド）および幻覚発現薬（LSD-25、サイロシン、サイロシビン、ＭＤＭＡ（エクスタシー）、マジックマッシュルームなど）が麻薬として取り締まられている。平成一九年一月よりＮＭＤＡ受容体の拮抗薬であるケタミンも麻薬として取り締まられている。最近、ＭＤＭＡやマジックマッシュルームなどが乱用され、種々のメディアでこれらの乱用や事件が麻薬として報道されている。したがって、モルヒネなどがん疼痛治療に使用されている麻薬もこれらと同様のものであると国民には認識されているようである。

また、日本の薬物乱用の多くは覚せい剤であり、現在も第三次乱用期の渦中にある。その乱用は低年齢層にまで拡大し、大きな社会問題となっている。さらに、大麻の乱用もゲートドラックと呼ばれ、覚せい剤の乱用に移行するケースが多い。国民は覚せい剤や大麻も麻薬と認識している場合が多い。また、国連麻薬委員会、国際麻薬統制委員会、米国連邦麻薬局、厚生労働省医薬局監視指導麻薬指導課、厚生労働省厚生局麻薬取締部のように麻薬と言う用語が行政的にも使用されており、これらの機関の業務が覚せい剤や大麻も対象としていることから、麻薬には覚せい剤や大麻も包含されていると考えられているようである。

（2）オピエート

オピエートとは、元来アヘンから得られたモルヒネ、コデインなどのアヘンアルカロイドおよびその誘導体を意味する。オピエートにはβ-エンドルフィン、エンケファリン、ダイノルフィンA、エンドモルフィンⅠおよびⅡなどの体内に存在する（内因性）ペプチドは含まれないため、現在この用語はほとんど使用されなくなっている。

（3）オピオイド

オピオイドには、内因性ペプチド、天然アルカロイド、合成物質などのモルヒネ様作用を持つもの、およびそれらの拮抗薬も含まれる。すなわち、オピオイド受容体に結合する薬物をすべて指すため、麻薬性鎮痛薬、麻薬性鎮咳薬、非麻薬性鎮痛薬に分類されているブプレノルフィンやペンタゾシン、医療用医薬品であるトラマドール、ブトルファノール、エプタゾシン、さらに麻薬拮抗薬であるナロキソンなども含まれる（図2-3）。したがって、オピオイドはオピエートと異なりアヘンアルカロイドや合成麻薬のみを指す用語ではない。

（4）オピオイド鎮痛薬

オピオイド鎮痛薬とはオピオイドのなかでもオピオイド受容体作動薬を指しているが、麻薬性鎮痛薬以外の麻薬拮抗性鎮痛薬（向精神薬として取り締まられているブプレノルフィンやペンタゾシン）や医療用医薬品のトラマドール、ブトルファノールやエプタゾシンなども指している（図2-3）。法的な麻薬であるか否かは医療現場でその取り扱いが大きく異なることから、法的な意味合いを持たせるのであればオピオイド鎮痛薬と言う用語は適切な表現ではないといえる。しかし、オピオイド受容体に結合して鎮痛効果を発現する薬物という面では非常に明快でわかりやすい用語である。

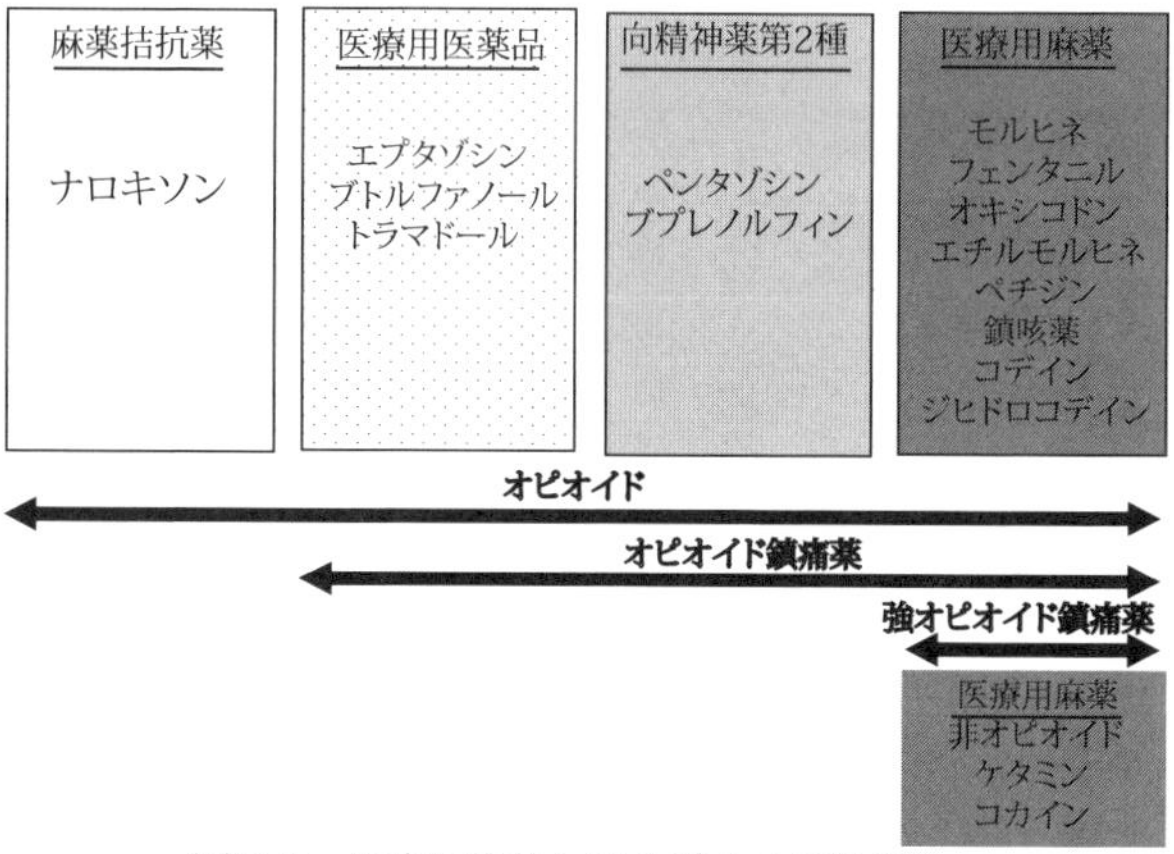

図 2-3 医療用麻薬と強オピオイド鎮痛薬

（5）医療用麻薬

麻薬は法律用語であり、医療用という意味は医薬品の基準に従い、その有効性および安全性が厚生労働省で審査され、その製造、販売が承認されている麻薬であることを示している。したがって、コカインもこのカテゴリーに含まれるが、コカインは医療現場でほとんど使用されていないことから、医療用麻薬はモルヒネ、オキシコドン、フェンタニル、コデイン、ペチジンなどを示していると考えることができる（図2-3）。これらのことから、がん疼痛治療に使用する麻薬には医療用麻薬という用語が適切と考えられるし、強オピオイド鎮痛薬もほぼ同様の意味で使用できる。しかし、ケタミンも麻薬に指定され、医療用麻薬の解釈がますます難しくなってきている。

4 医療用麻薬の製剤

（1）ブロンプトンカクテル

現在、わが国でがん疼痛治療に使用されている医療用麻薬としてモルヒネ、フェンタニルおよびオキシコドンがある。モルヒネは一八〇三年にSerturnerがアヘンから鎮痛作用を持つ物質として単離した。この強力な鎮痛作用をがん疼痛治療に広く用いたのが英国ロンドンにあるブロンプトン病院であり、その処方はブロンプトンカクテルと呼ばれている。一九五二年のBritish National Formulary（英国公定書）にはこのブロンプトンカクテルが収載されている。その処方は表2-1に示した。ブロンプトンカクテルの配合理由はモルヒネの作用を持続（否定的意見も多い）するために塩酸コカイン、薬液が腐敗するのを防ぐためにエタノールを加えている。このブロンプトンカクテルのがん疼痛治療への有用性が明らかにされ、世界的に使用されるようになった。

表2-1　ブロンプトンカクテルの処方

塩酸モルヒネ	1/4 grain*（15 mg）
塩酸コカイン	1/6 grain（10 mg）
90% エタノール	30 minims（2 mL）
シロップ	60 minims（4 mL）
クロロホルム	水を加えて全量 1/2 fl. OZ.（15 mL）

*grain（グレーン、ゲレーン、gr.）：ヤードポンド法における衡量の最小単位（現在では、1 grain = 0.0648 g と定められているが、もともと大麦1粒の重さとして定義された）

（2）徐放性製剤の開発の歴史

ブロンプトンカクテルのがん疼痛治療への有用性が明らかになり、もっと使用しやすい徐放性モルヒネ製剤（モルヒネの放出を緩やかにした製剤。服用回数を減らしても血中の有効成分濃度を長時間一定に保つことが可能で、そのため副作用なども回避できる）を開発すれば、コカインやエタノールの配合が不要となるため、さらに一般化でき、がん疼痛治療に広く応用できると考えられた。そこで、一九七〇年代にスイスのMundipharma社ががん疼痛治療を目指したモルヒネ徐放性製剤を開発し、一九七九年には英国NAP

P社がモルヒネ徐放性製剤（一日二回投与）を発売した。これらモルヒネ徐放性製剤は、一九八四年以降アメリカ、オーストラリア、韓国、カナダ、オランダ、フランスでそろって発売になり、一九八九年には日本が世界で二八番目の発売国となった。このような状況のもと、一九八六年にWHO方式がん疼痛治療法が発表されている。また、一九九〇年代前半にはオーストラリアのフォールディング社が一日一回投与のモルヒネ徐放性製剤を開発し、オーストラリアで発売された。また、速放性製剤として内服剤も開発、発売された。なお、これらの徐放性製剤はほとんどが硫酸モルヒネを含有しているが、唯一日本で開発された商品名パシーフは塩酸モルヒネを含有している。これは、諸外国では一般的に硫酸モルヒネが使用されているため、徐放性製剤にも硫酸モルヒネが使用されたのに対して、日本では塩酸モルヒネを使用しているために、日本で開発された徐放性製剤では塩酸モルヒネが使用されたと考えられる。

一九一六年には、テバインを原料にオキシコドンが合成された。二〇世紀半ばに、第二改正国民医薬品集、および第七改正日本薬局方に、これらを用いた注射液が収載された。一方、一九九〇年代に米国では、Purdue/Mundipharmaグループにより徐放性オキシコドン製剤が開発され、中等度から高度の疼痛を効能効果として承認、発売された。その後、一九九八年にはドイツ、そして二〇〇三年には日本でも承認、発売された。日本において五mgという低用量のオキシコドンが世界に先駆けて発売されたため、WHO方式三段階除痛ラダーの第二段階より低用量オキシコドンを使用することができるとの意見も出されている（WHO Cancer Pain Release 第一九巻、一号、二〇〇六年）。なお、デンマーク、オランダ、フランスおよび日本ではがん疼痛あるいは高度のがん疼痛に限定した適応症となっている。また、二〇〇六年には速放性製剤として散剤が突出痛の治療用に開発、発売された。

一九五九年にはベルギー、ヤンセン社の Paul Janssen 博士により、μオピオイド受容体に対して選択的に作用するオピオイド鎮痛薬、フェンタニルが合成された。フェンタニル注射剤は、ドロペリドールの併用で麻酔薬としての臨床試験が実施され、その後、ドイツ、英国、米国および日本で麻酔薬として承認、発売された。さらに、二〇〇四年には日本でも適応症として激しい疼痛（術後疼痛、がん性疼痛）が追加された。また、一九八〇年代には米国アルザ社（J&Jグループ）の技術によりフェンタニル経皮吸収型持続性製剤（リザーバータイプ：ゼリー状に溶解した薬物を制御膜を介して皮膚より吸収させる）が開発され、フェンタニル貼付剤（一回の貼付で三日間有効）のがん性疼痛を対象とした臨床試験が実施され、米国、ドイツおよび日本（二〇〇二年）において承認、発売されている。また、二〇〇八年には新たなフェンタニル経皮吸収型持続性製剤（マトリックスタイプ：フェンタニルを粘着層に溶解させた半透明フィルム製剤で、濃度勾配により皮膚から吸収される）が承認、発売され、現在はマトリックスタイプが一般的になっている。一方、残念ながら、日本では突出痛治療用のフェンタニル速放性製剤は現在も開発中であり、まだ使用することができない。

5 日本の医療用麻薬の現状使用量と誤解

（1）医療用麻薬の消費量

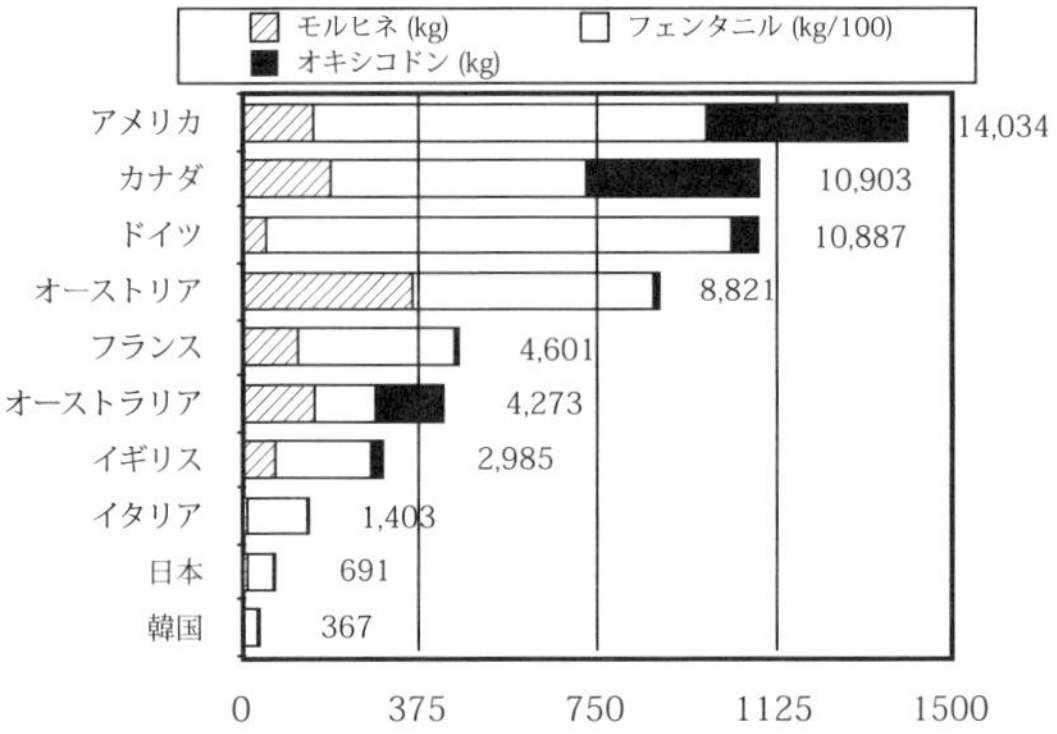

(2007年 INCBレポート)

図 2-4　主要各国の医療用麻薬消費量

主要各国のモルヒネ、フェンタニルおよびオキシコドンの二〇〇四―二〇〇六年の一〇〇万人／一日当たりの平均消費量を図2・4に示した。本邦の医療用麻薬の消費量は米国の約二〇分の一であり、英国の約四分の一である。英国はホスピスの先進国であり、医療用麻薬の消費量も長年安定している。私の個人的見解ではあるが、日本はこのような英国を目標にがん疼痛治療を行うべきであり、医療用麻薬の消費量も英国のレベルに到達して、すべてのがん患者が痛みから解放されることを念願している。

（2）医療用麻薬のイメージ

本邦の医療用麻薬の消費量が他の先進諸国に比べ、このように低いレベルにあるのはなぜだろうか？　全国の身近にがん患者がいる人二〇五名、いない人一九五名の計四〇〇名の成人に対するアンケート調査（ヤンセンファーマ、二〇〇四年）によれば、モルヒネに対してどのようなイメージを持っていますか？　との問いに対して以下のように答えている。「麻薬五六％」、「痛みを止める最後の手段五四％」、「中毒や依存になる四八％」、「何度も使うと効かなくなる四二％」、「意識がもうろうとする三二％」、「廃人になる一九％」、「覚せい剤一八％」、「寿命が縮む一七％」、「裏の社会／密売一七％」、「自分が自分でなくなる一三％」、「死の宣告一〇％」、「気分がたかぶる六％」などがあった。このようにモルヒネに対する強いマイナスイメージ（誤解）が強いことがわかる。一方、正しい理解としては「強い痛み止め六六％」、「痛みから解放される四七％」、「がんの痛みに効く四〇％」、「注射薬二八％」、「緩和ケア二一％」、「手術後の痛み止め一五％」、「医薬品一二％」、「眠くなる九％」、「のみ薬三％」などである。したがって、モルヒネや医療用麻薬に対するこのような強いマイナスイメージを払拭することが、がん疼痛治療の推進に繋がると考えられる。

6　医療用麻薬の薬理作用

医療用麻薬としてがん疼痛治療に用いられているモルヒネ、フェンタニルおよびオキシコドンなどの強オピオイド鎮痛薬は、オピオイド受容体（注1）に結合して鎮痛効果や呼吸抑制などの中枢作用、腸管攣縮による便秘といった末梢作用を示す。そこで、本節ではモルヒネによる中枢作用、末梢作用および副作用について説明し、特に医療用麻薬の三大副作用については、その対策を紹介する。

表2-2　主なオピオイド受容体タイプとその特徴

	μ受容体	δ受容体	κ受容体
内因性リガンド	βエンドルフィン エンドモルフィンⅠ，Ⅱ	[Leu]-エンケファリン	ダイノルフィンA
作動薬	モルヒネ，フェンタニル，オキシコドン	[Leu]-エンケファリン	ケトシクラゾシン
選択的作動薬	DAMGO	DPDPE	U-50, 488H ナルフラフィン
選択的拮抗薬	β-FNA	NTI	nor-BNI
生理機能	鎮痛，多幸感，興奮 依存形成，抗利尿	鎮痛，多幸感， 情動依存形成	鎮痛，嫌悪感， 鎮静，利尿
脳内分布	大脳皮質，視床扁桃体，青斑核，孤束核，黒質	大脳皮質 側坐核	線条体，側坐核，孤束核，視床下部

（注1）オピオイド受容体は、七回膜貫通型のG蛋白質（Gi/o）共役型受容体であり、μ（ミュー）、δ（デルタ）、およびκ（カッパ）の三つのサブタイプが存在する。これらのオピオイド受容体は相互に調節し合っているものと考えられる。オピオイド受容体は扁桃体などの大脳辺縁系、線条体、視床下部、視床内側部、中脳水道周囲灰白質（periaqueductal gray：PAG）、脊髄後角などに高密度に分布している。前述のように、オピオイド受容体には多様性があることが、薬理学的さらには分子生物学的に明らかにされている。μとδオピオイド受容体の機能は類似しており、鎮痛、多幸感、自発運動促進、抗利尿、退薬症候などを示す。一方、κオピオイド受容体の機能はμやδオピオイド受容体の機能と相反したものが多く、鎮痛以外に嫌悪感、鎮静、利尿作用などを示す。これらのオピオイド受容体タイプの特徴を表2-2に示し、以下に各オピオイド受容体タイプの機能を説明する。

μオピオイド受容体の内因性リガンドとしてはβ-エンドルフィンが知られているが、この選択性は乏しく、μオピオイド受容体だけでなく、δオピオイド受容体にも作用する。そこで、さらに選択的な内因性リガンドの存在が想定され、一九九七年にμオピオイド受容体への選択性が高い新たな内因性リガンドであるエンドモルフィンⅠおよびⅡが発見された。μオピオイド受容体の作動薬はモルヒネ、フェンタニル、オキシコドンなどであり、現在がん疼痛治療に用いられている麻薬性鎮痛薬はμオピオイド受容体作動薬である。μオピオイド受容体を介して発現する作用としては脳部位および脊髄部位での鎮痛、多幸感、鎮静、自発運動の増加および減少、耐性、退薬症候、発作性ＥＥＧスパイク、抗痙攣、ＡＣＴＨ‐コルチゾール遊離、プロラクチン遊離、ＬＨ遊離、テストステロン遊離、散瞳および縮瞳、胃腸運動抑制、膀胱運動抑制、体温上昇、呼吸抑制、徐脈、カテコールアミン遊離抑制など多彩である。また、μオピオイド受容体は薬理学的にμ1とμ2受容体サブタイプに分類され、μ1受容体は脳部位での鎮痛、カタレプシー、体温下降、食欲抑制、退薬症候（跳躍、身震いなど）などに関与し、μ2受容体は呼吸抑制、徐脈、精神依存、退薬症候（下痢、体重減少など）などに関与していることが報告されている。しかし、この分類の分子生物学的根拠は示されていない。

δオピオイド受容体の内因性リガンドとしてはLeu-エンケファリンが知られているが、臨床で使用されているδオピオイド受容体作動薬はない。その大きな理由はこれまで合成された作動薬のほとんどがペプチドであり、安定性や血液脳関門の通過性が乏しいことが挙げられる。しかし、最近非ペプチド性δオピオイド受容体作動薬も開発されているので、今後強力な鎮痛薬が開発される可能性もある。一方、δオピオイド受容体を介する作用はμオピオイド受容体と類似しており、脳部位および脊髄部位での鎮痛、ストレス誘発鎮痛、多幸感、耐性、退薬症候、抗痙攣、ＧＨ遊離、ＬＨ遊離、テストステロン遊離、膀胱運動抑制、呼吸抑制、低血圧、カテコールアミン遊離抑制、エンドトキシンショック、出血性ショックなどである。さらに、δオピオイド受容体にもδ1およびδ2受容体サブタイプの存在が薬理学的に知られているが、分子生物学的根拠は示されていない。

κオピオイド受容体の内因性リガンドとしてダイノルフィンＡが知られている。最近、臨床で用いられている瘙痒症治療薬ナルフラフィンは世界初の選択的κオピオイド受容体作動薬である。また、κオピオイド受容体にも作用する薬物としてはペンタゾシンやブプレノルフィンなどの麻薬拮抗性鎮痛薬がある。κオピオイド受容体を介する作用はμやδオピオイド受容体の機能と相反する作用を多く持つのが特徴である。すなわち、脳部位および脊髄部位での鎮痛、嫌悪感、鎮静、自発運動抑制、耐性、食欲抑制、抗痙攣、ＡＤＨ遊離抑制（利尿）、徐脈、出血性ショック、脊髄損傷などである。κオピオイド受容体作動薬はモルヒネのような依存性を形成しないことから、新たな鎮痛薬としても期待されている。しかし、問題点として嫌悪効果や精神症状を発現することが指摘されている。κオピオイド受容体にはκ1、κ2およびκ3受容体サブタイプの存在が薬理学的に知られているが、やはり分子生物学的根拠は示されていない。

（1）中枢作用

麻薬性鎮痛薬の代表的な薬物であるモルヒネは大量で中枢抑制作用により催眠を起こすが、意識や他の感覚に影響しない低用量できわめて選択的に強度の鎮痛作用を示し、ほとんどすべての痛みに対して有効である。しかし、神経障害性疼痛には抵抗性を示すことも知られている。このように麻薬性鎮痛薬は強力な鎮痛作用を示すことから、がん疼痛などの治療に広く使用されている。

鎮痛作用の機序としては以下の三つが考えられている。大脳皮質知覚領、視床、大脳辺縁系などの脳部位に分布するμオピオイド受容体に作用し、痛覚伝導路（第三次ニューロン）を抑制して鎮痛効果を発現する（図2-5）。また、中脳水道周囲灰白質（periaqueductal gray：PAG）や延髄傍巨大細胞網様核のμオピオイド受容体に結合し、下行性のセロトニンやノルアドレナリン（ノルエピネフリン）神経系を活性化し、痛覚伝導路の脊髄後角における第一次ニューロンから第二次ニューロンへの痛みの伝導を抑制して鎮痛作用を発現する（下行性抑制性）。さらに、痛覚伝導路の脊髄後角にはエンケファリンニューロンが存在し、第一次ニューロン終末に抑制的に作用している。第一次ニューロン終末にはμオピオイド受容体が多く存在し、この受容体にモルヒネが作用することにより第一次ニューロンから第二次ニューロンへの痛みの伝達を抑制して鎮痛作用が発現することも知られてい

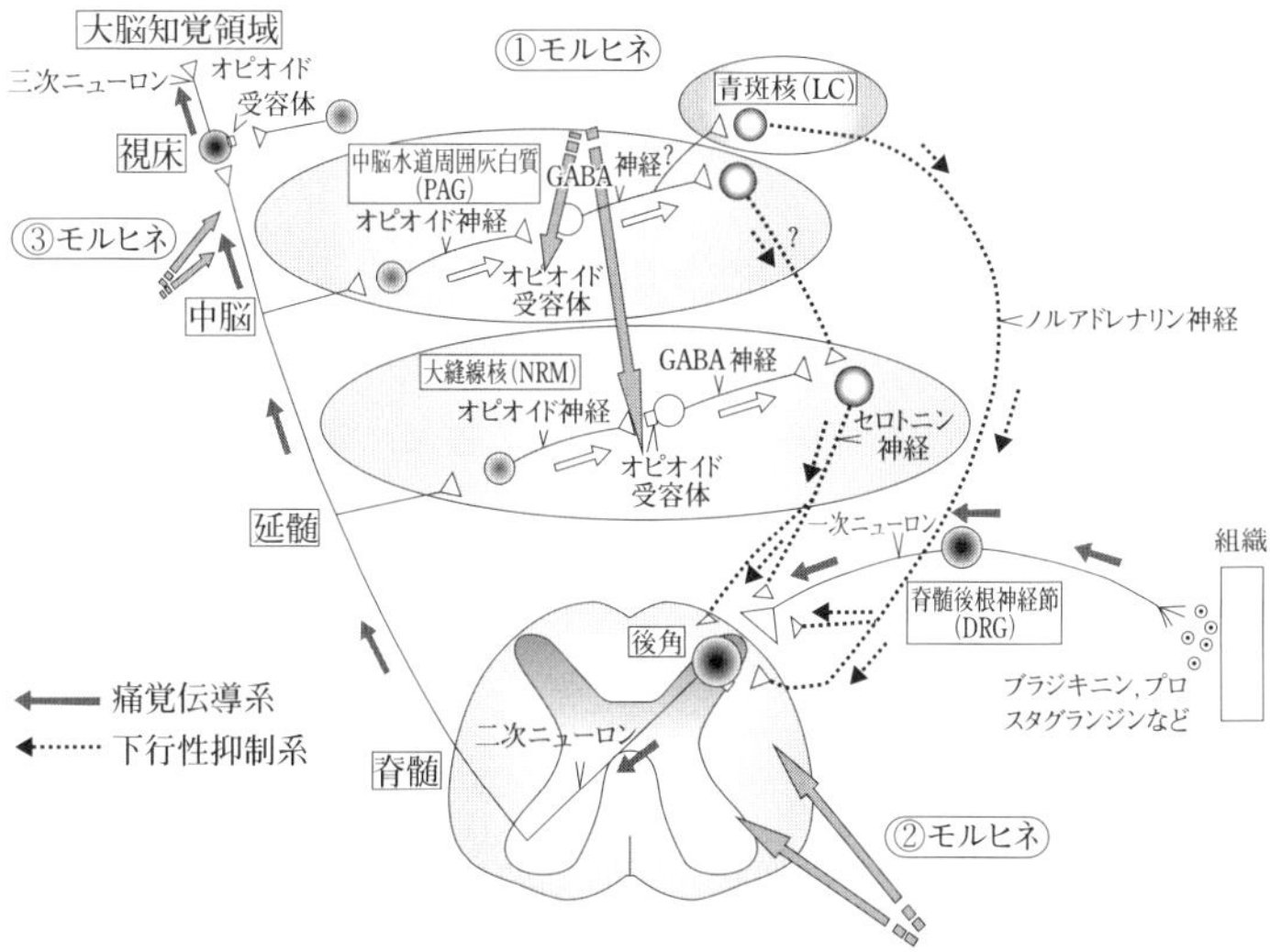

図 2-5　上位中枢ならびに脊髄におけるモルヒネの鎮痛作用発現機序（文献3）

る。

鎮痛作用以外の中枢作用としては呼吸抑制作用、鎮咳作用、嘔気・嘔吐、縮瞳作用などがある。呼吸抑制作用は延髄の呼吸中枢抑制により誘発され、大量では呼吸が緩慢になり呼吸の期間と呼吸停止の期間とが周期的に交互に現われるCheyne-Stokes型となり、最終的には呼吸麻痺で死亡に至る。しかし、臨床においては痛みがモルヒネの呼吸抑制に対して拮抗的に働くため、モルヒネの呼吸抑制が疼痛治療の妨げになることはほとんどないと言われている。また、鎮咳作用も延髄にある咳嗽中枢を抑制することにより発現する。また、モルヒネはコデインよりも強い鎮咳作用を示す。モルヒネを投与すると嘔気・嘔吐を起こすことがあるが、これは主に延髄にある化学受容器引き金帯（chemoreceptor trigger zone：CTZ）のドーパミンD_2

受容体を刺激して発現する。さらに、縮瞳作用は動眼神経核を興奮させるために起こり、抗コリン薬で抑制される。この縮瞳作用には耐性がほとんど形成されないので、モルヒネ依存症の診断にも用いられる。

（2）末梢作用

代表的なものは平滑筋に対する作用であり、胃、腸管、胆嚢の攣縮を起こす。消化管平滑筋に直接的に作用し、持続的な緊張上昇を起こし蠕動運動が十分に行われなくなり便秘を起こす。作用機序としてはモルヒネが腸管神経叢におけるアセチルコリンの遊離を抑制し、さらに腸管壁からセロトニンを遊離させ、腸管平滑筋の緊張を亢進させるためと考えられている。この便秘作用に対しても耐性が形成されにくい。胆管平滑筋の緊張も高め、Oddi括約筋の収縮を起こして胆汁分泌の抑制、胆道内圧の上昇をきたす。このほか気管支、尿管、膀胱、子宮平滑筋を収縮させ、痒みも誘発することがある。

（3）副作用

臨床的にモルヒネの三大副作用として、便秘、嘔気・嘔吐および眠気が広く知られている。そこで、動物実験でモルヒネの用量と薬理作用の関連を検討した。その結果、モルヒネは鎮痛用量よりも低用量で嘔気・嘔吐（鎮痛用量の約一〇分の一用量）や便秘（鎮痛用量の約五〇分の一用量）を引き起こすことが明らかとなった。また、行動抑制（眠気）は鎮痛用量よりも高用量（鎮痛用量の約二・六倍用量）を必要とした（図2-6）。したがって、こわごわとモルヒネを使用し、鎮痛用量よりも低用量のモルヒネを用いた場合、がん患者は痛みから解放されないだけでなく、さらにモルヒネの副作用（嘔気・嘔吐、便秘など）が加わり、大変な苦痛を示すことになる。その結果、がん患者はモルヒネの服用を拒否し、二度とモルヒネを服用しなくなってしまう。また、眠気は鎮痛用量より高用量で発現することから、過量投与の指標となる。モルヒネのある用量で患者が眠気を示し、このとき十分な鎮痛効果が得られていた場合は、モルヒネの過量投与と考えられるので、用量を減少して眠気のでない適切な用量を選択する必要がある。しかし、モルヒネのある用量で患者が眠気を示しているにもかかわらず、十分な鎮痛効果が得られていない場合には、モルヒネ抵抗性の痛みと考え、鎮痛補助薬を併用し、同時にモルヒネの減量も考慮する。すなわち、WHO方式がん疼痛治療法の「患者ごとの個別的な量で」を良く理解し、十分な鎮痛用量のモルヒネを使用することに心がけなければならない。

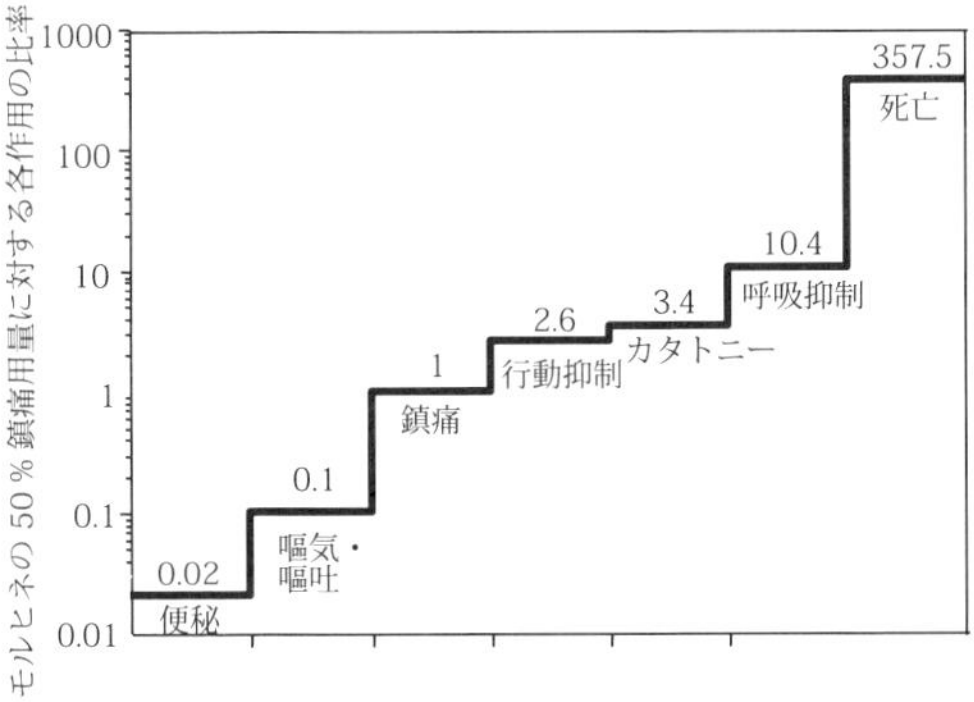

図 2-6　モルヒネの主な薬理作用の 50% 有効量の比較
鎮痛用量を 1 とした時の各薬理作用発現用量の比率を現している.（文献 4）

次に、がん疼痛治療に用いられる医療用麻薬の三大副作用である便秘、嘔気・嘔吐および眠気について説明し、その対策を以下に紹介する。

便秘は、もっとも頻発する副作用であり、モルヒネやオキシコドンを長期反復投与するとほとんど全例に、またフェンタニルも高用量では発現する。強オピオイド鎮痛薬は消化管平滑筋のμオピオイド受容体に直接作用し、腸管神経叢におけるアセチルコリンの遊離を抑制し、さらに腸管壁からセロトニンを遊離させ、腸管平滑筋の緊張を亢進させる。また、脳および脊髄のμオピオイド受容体の活性化でも便秘を起こす。ところが、この便秘作用には耐性が形成されにくい。便秘は不快であり、長く続くと腹部膨満感が現れ、さらに縮便や麻痺性イレウスに発展する。一般的な対策は強オピオイド鎮痛薬の投与開始と同時に下剤を併用する。下剤としては蠕動運動を促進する大腸刺激性下剤のセンノシド（センナ製剤）と便を軟らかくして排泄を促進する塩類下剤の酸化マグネシウムが最もよく用いられている。重症便秘となった場合には大腸刺激性下剤であるビサコジル（坐剤）や浣腸が最初の対処法になる。

モルヒネを投与すると約五〇％の患者に嘔気・嘔吐を引き起こすことがあるが、これは三つの機序で発現すると言われている。まず、①延髄にある化学受容器引き金帯（chemoreceptor trigger zone：CTZ）のドーパミンD_2受容体刺激に起因している。次に、②体動時に嘔気・嘔吐を起こす場合には前庭器を介してCTZを間接的に刺激することに起因している。さらに、③胃前庭部の緊張により運動が低下し、胃内容物の停留による圧増大が求心性神経を介してCTZを刺激することに起因している。特に、腎機能障害、肝機能障害、高カルシウム血症、電解質異常、感染症、イレウス、頭蓋内圧亢進がある患者や化学療法・放射線療法の施行中または施行後の患者および高齢者は嘔気・嘔吐が出現しやすいことが知られている。がん患者が嘔気・嘔吐を経験すると医療用麻薬の拒薬に繋がることから、医療用麻薬と同時に必ず制吐剤を投与すべきである。しかし、モルヒネによる催吐作用には早期に耐性が形成されることから、多くは一—二週間の投与により催吐作用が消失する。医療用麻薬による嘔気・嘔吐を予防するために上記①にはドーパミンD_2受容体拮抗作用が相対的に強いプロクロルペラジンやメトクロプラミドが用いられる。しかし、これらの薬物で制吐作用が不十分な場合には強力なドーパミンD_2受容体拮抗作用を示すハロペリドールが用いられる。また、②には抗ヒスタミン性制吐薬（ジメンヒドリナート、ジフェンヒドラミン・ジプロフィリン配合（トラベルミン）など）を用い、③には消化管運動亢進薬（モサプリド）、胃内容物排泄促進薬（メトクラミド、ドンペリドンなど）、5-HT3受容体拮抗薬（インジセトロン、グラニセトロン、オンダンセトロンなど）を用いる。

モルヒネは高用量で中枢神経系機能を抑制して、眠気、気分の変化、精神機能の低下をもたらす。さらに、大量では大脳機能の強い抑制から延髄も抑制され、昏睡に陥る。鎮痛用量で眠気を引き起こすことは少ないが、投与初期、増量時、過量投与時、高齢者や全身衰弱の強い患者や化学療法・放射線療法の施行中または施行後の患者など約二〇%で眠気がみられることがある。モルヒネにより錯乱がなぜ発現するか、その機序は明確にされていない。錯乱は高齢者や全身衰弱の強い患者において投与初期に約二%に認められる。眠気と錯乱は医療用麻薬の投与初期に起こることがあるのであらかじめ患者に説明しておく必要がある。しかし、眠気と錯乱に対しては比較的早く耐性が形成されることから、増量せずに三—四日間続けていると消失するが、眠気と錯乱が強く起こった場合にはまず減量し、その後徐々に増量する。

7　医療用麻薬の有用性

痛みは、その発生原因により大きく侵害受容性疼痛、神経障害性疼痛および心因性疼痛に分類される。侵害受容性疼痛は健常組織が傷を受けたときや侵害刺激が加わった際に生じる痛みであり、炎症性疼痛などがこれに含まれる。ここでは、炎症性疼痛および神経障害性疼痛に対する医療用麻薬の有効性について記述する。

(1) 炎症性疼痛

動物実験でもモルヒネ、フェンタニルおよびオキシコドンは正常動物に侵害刺激を与えたときの仮性疼痛反応（痛みと思われる行動）を低用量で強力に抑制する。それでは、侵害刺激とは何を意味しているのであろうか。侵害刺激とは組織を実質的に障害する刺激、もしくは障害する可能性を持つ刺激である。たとえば、強い機械的刺激、四五℃以上の熱刺激、一五℃以下の冷刺激、刺激性物質による化学的刺激などがある。そこで、侵害刺激（ここでは、完全フロイントアジュバント（注2）を足の裏に投与）炎症性の慢性疼痛モデル動物を作製した。このようなモデル動物では痛覚過敏が引き起こされているので、この痛覚過敏を対照群のレベルにまで回復させるのに医療用麻薬がどの程度必要かを検討した。つまり、痛みをほとんど感じないように治療するための医療用麻薬の用量、すなわち治療用量を求めた。その結果、モルヒネ三mg／kg（皮下投与）、フェンタニル三〇µg／kg（皮下投与）、そしてオキシコドン〇・五mg／kg（皮下投与）であった。皮下投与による医療用麻薬の炎症性疼痛に対する鎮痛効果を比較すると、モルヒネよりフェンタニルは約一〇〇倍、オキシコドンは約六倍強力であるという結果が得られた。

（注2）完全フロイントアジュバント（complete Freund's adjuvant：CFA）とは、鉱物油八・五に対して、界面活性剤一・五の割合で混合した不完全フロイントアジュバントにマイコバクテリウム加熱死菌を加えたものであり、炎症性モデル作製に広く使用されている。

（2）神経障害性疼痛

がん性疼痛には炎症性疼痛だけでなく、神経障害性疼痛も含まれている。がんに伴う神経障害性疼痛とは、がん細胞が神経に浸潤し、またがん細胞が神経を圧迫して神経が障害されて起る痛みのことである。一般に、医療用麻薬は神経障害性疼痛に抵抗性であり、モルヒネでも鎮痛効果を示し難いと言われている。現在までに神経障害性疼痛モデルは末梢神経を縛る（結紮）など、さまざまな手法によって確立されている。筆者らは、こうしたいくつかのモデルの中からSeltzerモデル（注3）を神経障害性疼痛のモデルとして用いて、医療用麻薬の有効性を検討した。その結果、モルヒネは皮下投与で明らかな鎮痛効果の減弱が認められたが、髄腔内や脳室内にモルヒネを投与した場合には鎮痛効果は減弱しなかった。また、フェンタニルおよびオキシコドンは皮下、髄腔内および脳室内投与のいずれでも明らかな鎮痛効果を示し、神経障害性疼痛に対する有用性が期待された。

それでは、なぜモルヒネだけ皮下投与で神経障害性疼痛に対する鎮痛効果が減弱するであろうか？

その原因は、モルヒネの活性代謝産物M‐6‐G（モルヒネの六位がグルクロン酸抱合されたもの）にある。M‐6‐Gを神経障害性疼痛モデル動物の皮下、髄腔内および脳室内に投与したところ、いずれも鎮痛効果が減弱した。そこで、M‐6‐Gが結合する受容体（μオピオイド受容体の一種）の機能を測定したところ、M‐6‐Gが結合するμオピオイド受容体の一種の機能が神経障害性疼痛により有意に減弱していたことから、神経障害性疼痛ではM‐6‐Gが結合するμオピオイド受容体の一種の機能が低下するため、モルヒネの鎮痛効果が発現しにくくなると考えられる。すなわち、神経障害性疼痛に対して医療用麻薬が効き難いのではなく、モルヒネ、特にM‐6‐Gが効き難いことが明らかになった。

（注3）Seltzer モデル（partial sciatic nerve ligation：ＰＳＬモデル）とは、坐骨神経を結紮した側の後肢にのみ痛覚過敏反応が認められる実験モデルである。痛覚過敏反応が再現性良く、かつ数週間に渡って持続する。

8　医療用麻薬を繰り返し使うと効き難くなるのか？

（1）鎮痛耐性の基礎

鎮痛耐性とはモルヒネなどの医療用麻薬を長期にわたり使用すると、鎮痛効果が減弱し、初期と同程度の効果を得るためには増量しなければならなくなってしまうことをいう。いざというときに医療用麻薬が効かなくなってしまうからと言って、がん患者や医療者が医療用麻薬の服薬を躊躇するケースも少なくない。しかし、幅広い臨床経験から、鎮痛を目的としてモルヒネを適切に使用しているがん患者では、長期間の使用でもモルヒネの鎮痛耐性が形成されにくいことが明らかにされている。すなわち、鎮痛耐性を形成させないように使用するためには、医療用麻薬をどのように使えばよいかが最も重要であると考えられる。

一方、鎮痛耐性の基礎研究はこれまでに数多くなされてきているが、残念なことにほとんどが痛みのない正常な動物での検討である。痛みのない正常な動物では大量のモルヒネを投与すれば、一回の投与でも明らかな鎮痛耐性が形成されるし、少量のモルヒネでも頻回に投与すれば鎮痛耐性が形成される。すなわち、鎮痛耐性の形成には医療用麻薬の投与量、投与頻度、そして投与期間が重要な因子となっており、これら三因子のなかでも、特に投与頻度が最も重要な因子であると言われている。したがって、過剰用量を頻回に、かつ長期間にわたって投与することが鎮痛耐性の形成を助長することになる。本来、鎮痛効果があまり期待できない神経障害性の痛みに対して漫然と医療用麻薬を使用することや用量を無闇に増加させることが容易に鎮痛耐性を形成することに結びつき、さらに増量しても、オピオイドローテーションを行っても鎮痛効果が現れないという状態に陥ることがあるので、このようなことは避けなければならない。すなわち、痛みの評価で神経障害性疼痛が考えられれば、いかにタイミング良く、適切な鎮痛補助薬を併用するかがキーとなる。

(2) 疼痛耐性の機序

前述のように、がん疼痛治療において長期にわたり医療用麻薬を使用しても、適切に使用していれば鎮痛耐性は問題にならないことが臨床経験から明らかにされている。しかし、実験的証明はなされていないことから、筆者らは慢性疼痛モデルを用いて医療用麻薬の鎮痛耐性を検討した。モルヒネ、オキシコドンとフェンタニルは、酷似したμオピオイド受容体結合親和性を示し、δとκオピオイド受容体に対してはほとんど結合親和性を示さないことが明らかにされている。一般に、μオピオイド受容体は、長期的な作動薬の刺激により受容体の脱感作を引き起こすことが知られており、この反応には受容体の細胞内陥入/移行（細胞膜上にあるμオピオイド受容体が細胞内に沈み込んでしまうこと）が関連すると考えられている。そこで低下した疼痛閾値（痛み）を回復させる至適用量（痛みを取り除く量）のモルヒネやオキシコドンを一日一回、慢性炎症性疼痛モデルマウスに反復皮下投与したが、有意な鎮痛効果の減弱、すなわち鎮痛耐性は認められなかった。この結果は適切に使用していれば、長期にわたって医療用麻薬を使用しても鎮痛耐性が問題になることはないという臨床経験を支持している。

しかし一方、同じμオピオイド受容体の作動薬であるフェンタニルについては、同様に至適鎮痛薬用量を一日一回、反復皮下投与したところ、比較的早期から鎮痛効果の減弱が認められた。さらに、慢性炎症性疼痛モデルマウスの脊髄膜標本では、対照群と比較してフェンタニルによるμオピオイド受容体の機能は有意に低下し、最大反応も頭打ちを示した。今後、さらに投与条件などを詳細に検討する必要があるが、このような現象には、一部リン酸化した受容体を元に戻す脱リン酸化酵素（PP2A）の活性低下や細胞内に移行したμオピオイド受容体を再び膜上に戻すために働く低分子量Gタンパク質（Rabタンパク質）量の減少などが関与していると考えられる（文献5）（注4）。

（注4）内因性μオピオイド受容体リガンドであるβ‐エンドルフィンを特異的に欠損させたマウスでは、フェンタニルを反復投与しても良好な鎮痛効果が認められ、鎮痛耐性は形成されなかった。さらに、慢性炎症性疼痛下におけるフェンタニル誘発μオピオイド受容体機能の抑制効果は、同一条件下でβ‐エンドルフィンを特異的に欠損したマウスの脊髄膜標本では、完全に消失していた。このような結果から、フェンタニルの鎮痛耐性形成にはβ‐エンドルフィンも深く関与していると考えられる。

9　炎症性疼痛下でモルヒネの精神依存は形成されない

（1）中脳辺縁ドーパミン神経系（脳内報酬系）

モルヒネに代表されるオピオイドが結合するオピオイド受容体にはμ、δおよびκの三種類の受容体タイプが存在しており、各受容体タイプはそれぞれ異なった生理的機能を営んでいる（表2‐2）。一般的に、モルヒネなどの医療用麻薬の精神依存形成は、脳内報酬系である中脳辺縁ドーパミン神経系の起始核である腹側被蓋野に存在するμオピオイド受容体に医療用麻薬が結合することによって反

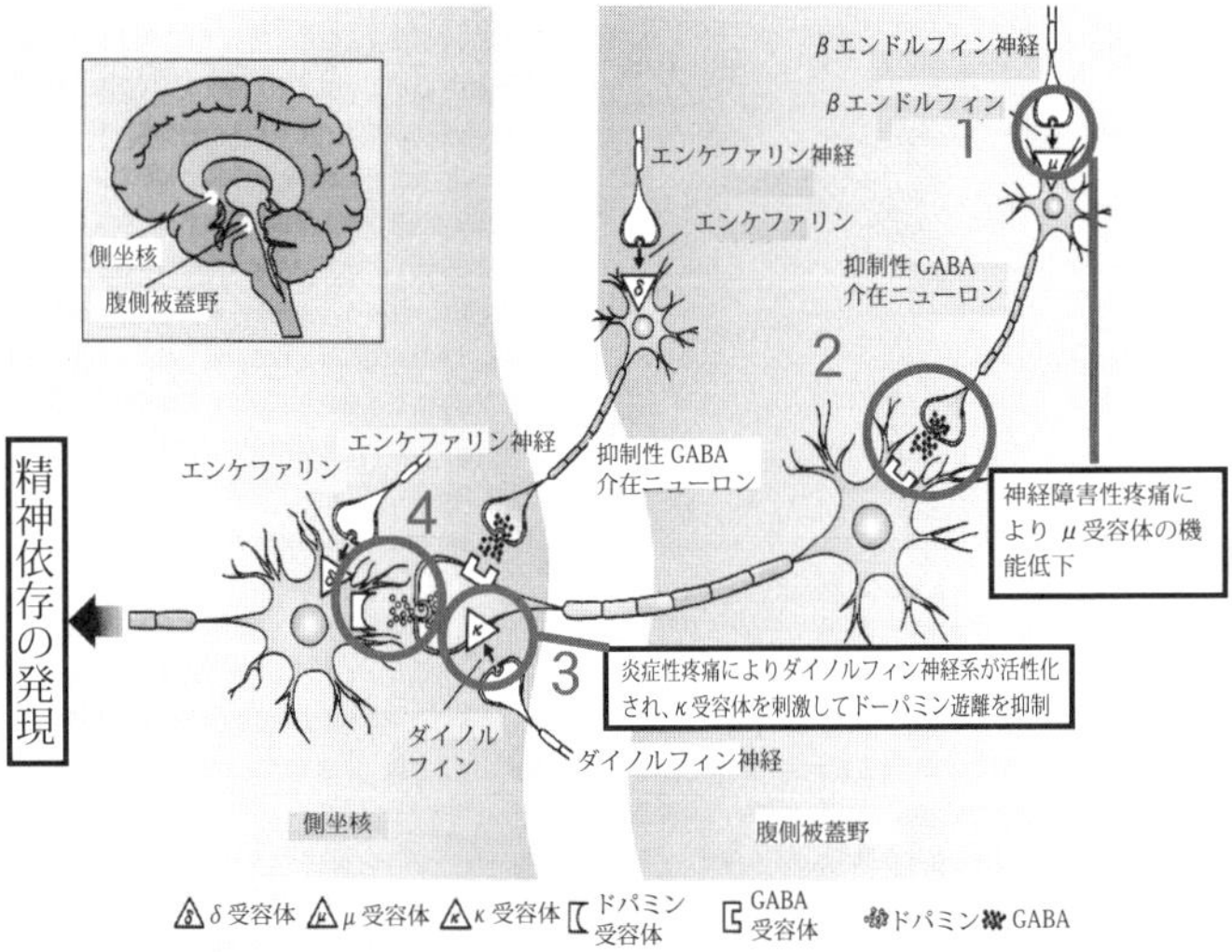

図 2-7 慢性疼痛下におけるモルヒネ精神依存の抑制機序（文献 6, 7）

応が始まる。医療用麻薬が腹側被蓋野に分布するμオピオイド受容体に結合すると、抑制性の介在ニューロンであるγ-アミノ酪酸（γ-aminobutyric acid：GABA）神経系の抑制、すなわち脱抑制機構により中脳辺縁ドーパミン神経系の活性化が引き起こされる（図2-7の1、2）。この活性化は、投射先である前脳辺縁部の側坐核においてドーパミンの著明な遊離を引き起こし、モルヒネなどの医療用麻薬による強化効果や報酬効果（精神依存）を発現すると考えられている（図2-7の4）。一方、中脳辺縁ドーパミン神経系におけるκオピオイド受容体の分布はその投射先である側坐核に集中している（図2-7の3）。このκオピオイド受容体の活性化は、腹側被蓋野におけるμオピオイド受容体の活性化とは異なり、側坐核におけるドーパミン遊離を逆に抑制するため、嫌悪効果を引き起こすことが知られている

（図２‐７の４）。したがって、μとκオピオイド神経系は生体内において相互に調節し、バランスを取っていると考えられる[文献7]。

（２）炎症性疼痛下におけるモルヒネの精神依存

ラットの足蹠皮下にホルマリンあるいはカラゲニンを投与することで炎症性疼痛モデル動物を作製し（注５）、炎症性疼痛下におけるモルヒネの精神依存形成の変化について検討した。薬物の精神依存性を評価する条件づけ場所嗜好性（conditioned place preference：ＣＣＰ）試験により炎症性疼痛モデル動物におけるモルヒネ精神依存の形成を検討したところ、非疼痛下では処置するモルヒネの用量に依存して強度の精神依存が形成されるのに対し、炎症性疼痛下ではモルヒネによる精神依存がほとんど形成されなかった[文献8]（図２‐８）。また、このような現象はモルヒネに限らず、フェンタニルとオキシコドンでも同様に観察することができた。こうした結果は、臨床においてがん患者に鎮痛目的でモルヒネなどの医療用麻薬を使用しても精神依存がほとんど形成されないという結果を支持するものであると考えられる。

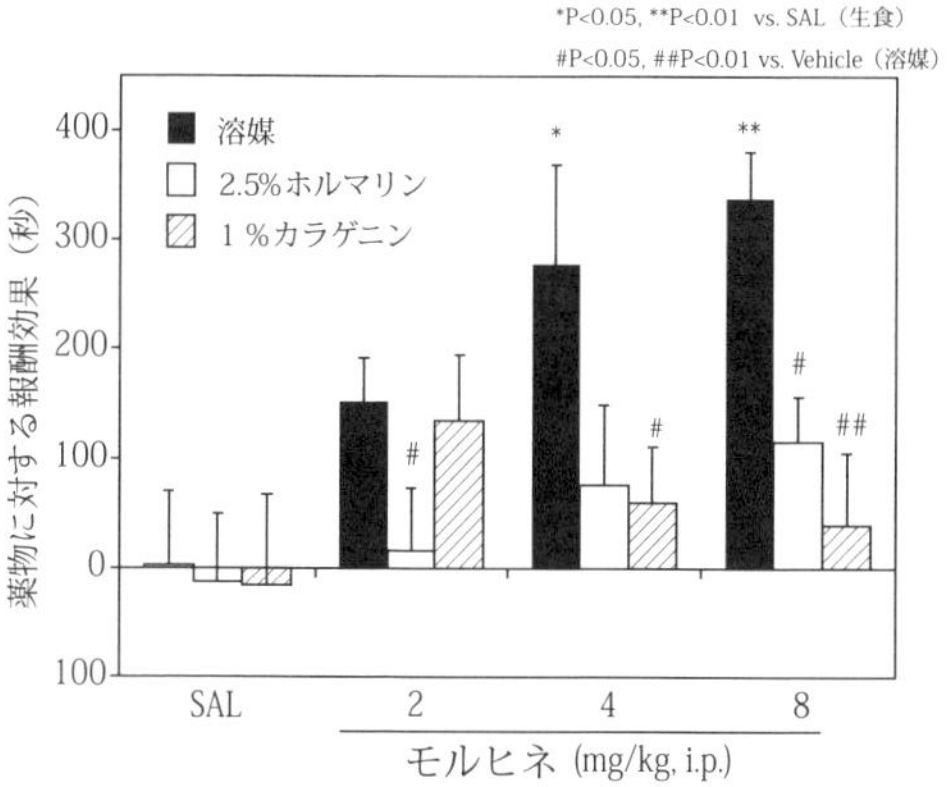

図 2-8　炎症性疼痛下におけるモルヒネ誘発報酬効果（精神依存）（文献８）

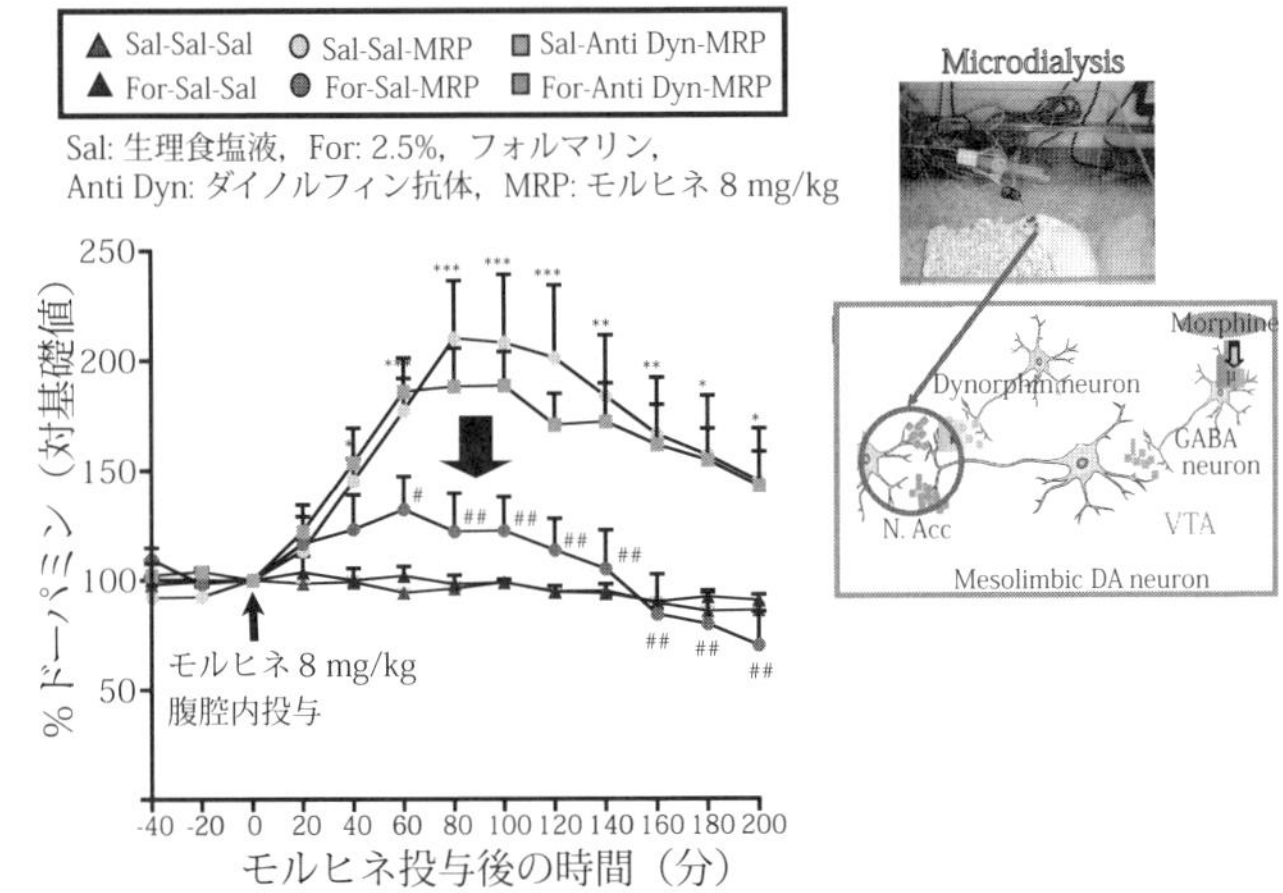

図 2-9　炎症性疼痛下におけるモルヒネ誘発ドーパミン遊離促進作用の変化（文献 10）

（注5）炎症性疼痛モデルは、前述のとおり起炎物質である完全フロイントアジュバント、ホルマリンあるいはカラゲニンを足の裏に皮下投与することにより作製できる。これらを投与すると浮腫や投与後数時間から数日間にわたり持続する痛覚閾値の著明な低下が観察される。この炎症性疼痛には医療用麻薬が著効することも知られている。

（3）炎症性疼痛下におけるモルヒネの精神依存形成抑制機序

脳内にはオピオイド受容体に結合する内因性リガンドであるオピオイドペプチドの存在が確認されており、それらはμ、δおよびκオピオイド受容体に選択性を有するものとして、それぞれエンドルフィン系、エンケファリン系およびダイノルフィン系に分類されている（表2-2）。そこで筆者らは、炎症性疼痛下では脳内オピオイド神経系が機能的に変化している可能性を想定し、炎症性疼痛下におけるモルヒネ誘発精神依存の抑制に対する各種オピオイド受容体拮抗薬の影響を検討した。その結果、炎症性疼痛下のモルヒネ誘発精神依存の抑制はκオピオイド受容体拮抗薬であるノルビナルトルフィミン（nor-binaltorphimine: nor-BNI）の前処置によってほぼ完全に消失したことから、炎症性疼痛下では内因性κオピオイド神経系が活性化しているものと考えられる(文献9、10)。したがって、炎症性疼痛下では中脳辺縁ドーパミン神経系の側坐核に投射しているダイノルフィンA含有神経が活性化し、ダイノルフィンAの遊離が促進されていることを想定し、炎症性疼痛モデル動物の側坐核におけるモルヒネ誘発ドーパミン遊離促進作用をマイクロダイアリシス法に従い測定した。非疼痛下では側坐核におけるモルヒネ誘発ドーパミン遊離量は著明に増加したが、炎症性疼痛下ではモルヒネ誘発ドーパミン遊離量の増加が有意に抑制された(文献10)（図2-9）。そこで、筆者らはダイノルフィンAに対する特異的抗体を側坐核に前処置して同様の検討を行ったところ、炎症性疼痛下におけるモルヒネ誘発ドーパミン遊離促進作用の抑制は消失し、非疼痛下のレベルにほぼ完全に回復した(文献10)。中脳辺縁ドーパミン神経系の投射先である側坐核にはκオピオイド受容体が豊富に分布しており、そこにダイノルフィンA含有神経系が投射している。炎症性疼痛下では、このダイノルフィンA含有神経系が活性化され、遊離されたダイノルフィンAがκオピオイド受容体を活性化して（図2-7の3）、側坐核におけるモルヒネ誘発ドーパミン遊離を抑制するため、結果としてモルヒネの精神依存形成が抑制されたと考えられる（図2-7の4）。

10　神経障害性疼痛下でもモルヒネの精神依存は形成されない

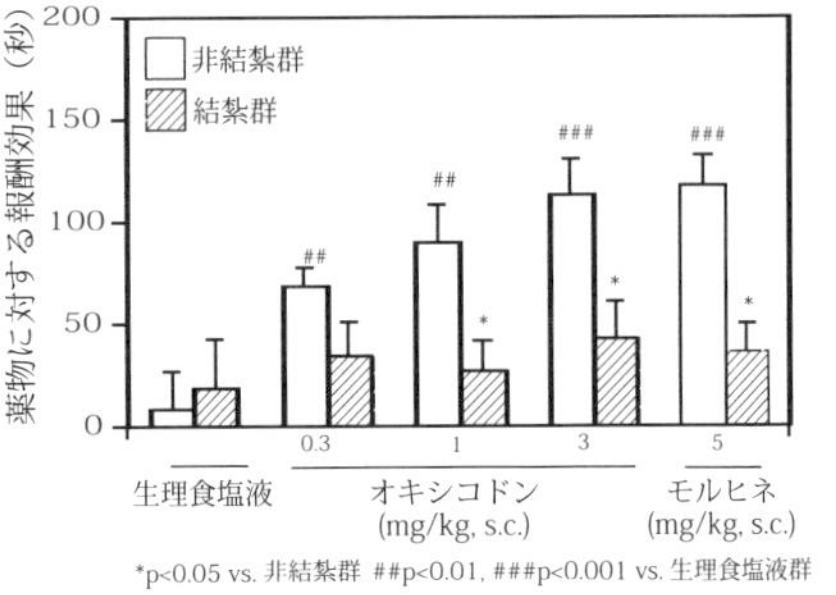

図 2-10　神経障害性疼痛下におけるモルヒネ及びオキシコドン誘発報酬効果（精神依存）の抑制

（1）神経障害性疼痛下におけるモルヒネの精神依存

神経障害性疼痛モデルは前述のように坐骨神経を結紮して作製し、炎症性疼痛モデルと同様にモルヒネの精神依存形成の変化について検討を行った。その結果、坐骨神経を結紮していない非結紮（対照）群では、モルヒネの処置により用量依存的かつ有意な精神依存の形成が認められたが、坐骨神経結紮群においてはモルヒネによる精神依存の形成が有意に抑制された[文献11]（図2-10）。また、中脳辺縁ドーパミン神経系の側坐核におけるモルヒネ誘発ドーパミン遊離促進作用は神経障害性疼痛下において炎症性疼痛下と同様に著明に抑制された[文献11]（図2-11）。しかしながら、非常に興味深いことに、こうした神経障害性疼痛モデルにおけるモルヒネ誘発精神依存の抑制は、κオピオイド受容体拮抗薬 nor-BNI の処置やダイノルフィンAの特異的抗体を脳室内処置しても部分的な回復しか認められなかった。こうしたことから、神経障害性疼痛下では炎症性疼痛モデルの場合と異なり、κオピオイド神経系の活性化の関与はさほど大きくなく、むしろ神経障害性疼痛下におけるモルヒネ精神依存の形成抑制にはκオピオイド神経系の活性化以外のメカニズムが存在するものと考えられる。

（2）神経障害性疼痛下におけるモルヒネ精神依存の形成抑制機序

神経障害性疼痛は、モルヒネが効き難い、抵抗性を示す痛みであるため、神経障害性疼痛下におけるモルヒネ精神依存形成の抑制は、モルヒネの薬理作用そのものが減弱しているためとも考えられる。

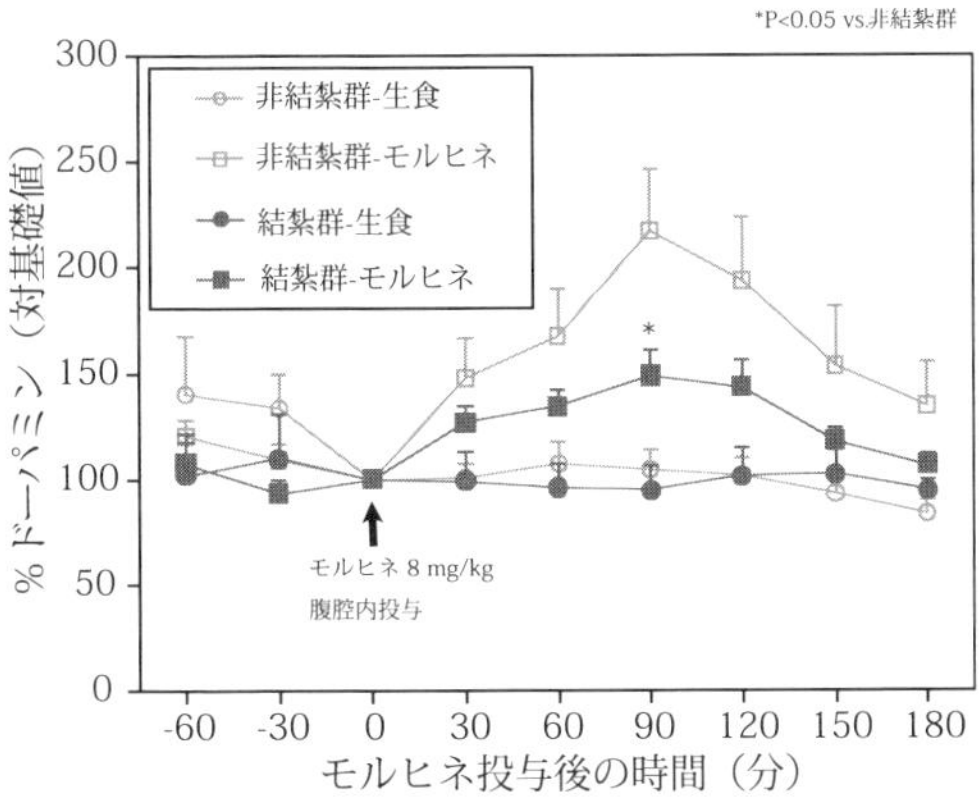

図 2-11　坐骨神経結紮ラットの側坐核におけるモルヒネ誘発ドーパミン遊離の抑制（文献 11）

しかし、筆者らは神経障害性疼痛モデルの脊髄において、μオピオイド受容体のリン酸化レベルが上昇していることを明らかにした。すなわち、μオピオイド受容体のリン酸化は、受容体の機能低下につながることから、モルヒネとの脱共役を促し、薬理作用が減弱するものと考えられる。こうした生理現象が神経障害性疼痛下における腹側被蓋野においても同様に引き起こされていることを明らかにして（文献11）おり、これが神経障害性疼痛下におけるモルヒネ精神依存の形成抑制機構の主因であろうと考えている。それではなぜ、このようなμオピオイド受容体の機能低下が引き起こされるのであろうか？

　モルヒネなどの医療用麻薬によるオピオイド受容体の脱感作は、G蛋白質共役型受容体リン酸化酵素2（G-protein coupled-receptor kinase2：ＧＲＫ２）による受容体のリン酸化と、それに伴う受容体とＧ蛋白質の脱共役によって引き起こされる。筆者らは、神経障害性疼痛モデル動物の腹側被蓋野を含む中脳底部においてＧＲＫ２蛋白量の変化を検討したところ、ＧＲＫ２蛋白量は細胞膜分画において対照群と比較して著明かつ有意に増加していることを見出した[文献12]。さらに、ＧＲＫ２とリン酸化μオピオイド受容体が腹側被蓋野におけるＧＡＢＡ神経上に同一局在していることを画像解析により確認している。これらの結果から、坐骨神経の結紮により増加したＧＲＫ２が腹側被蓋野の介在性ＧＡＢＡ神経上に存在するμオピオイド受容体の機能低下を引き起こし（図２-７の１）、介在性ＧＡＢＡ神経の抑制の抑制（脱抑制）を減弱させることにより、モルヒネによる側坐核でのドーパミン遊離が抑制される可能性が示唆された（図２-７の４）。さらに筆者らは、神経障害性疼痛下におけるリン酸化を伴ったμオピオイド受容体の機能低下が、内因性のオピオイドペプチドの持続的な遊離によるμオピオイド受容体の脱感作に起因しているのではないかと推測し、坐骨神経結紮前からμオピオイド受容体拮抗薬を慢性的に処置し、内因性オピオイドペプチドがμオピオイド受容体に結合することを遮断した条件下で、μオピオイド受容体機能の変化を検討した。その結果、μオピオイド受容体拮抗薬を慢性的に処置することにより、神経障害性疼痛下における腹側被蓋野でのμオピオイド受容体機能の減弱は、対照群レベルにまで完全に回復した。さらに、同一条件下では、神経障害性疼痛下における選択的μオピオイド受容体作動薬であるＤＡＭＧＯ（Try-D-Ala-Gly-[NMePhe]-NH（CH_2）$_2$-OH）の精神依存形成の抑制も完全に回復することを明らかにし、また、内因性のオピオイドペプチドのなかでも特にβ‐エンドルフィンに対する特異的抗体を用いて同様の実験を行うことで、選択的μオピオイド受容体作動薬であるＤＡＭＧＯの精神依存形成の抑制が完全に回復することも明らかにしている。このように、神経障害性疼痛下におけるモルヒネ精神依存の形成抑制は、精神依存の形成に重要な部位である腹側被蓋野において、内因性オピオイドペプチドであるβ‐エンドルフィンが持続的に遊離した結果として、μオピオイド受容体の機能が低下したことに起因している可能性が示唆された（図２‐７の１）。

　前述したダイノルフィンＡ含有神経やβ‐エンドルフィン含有神経の細胞体は視床下部に多く存在しており、視床下部は脊髄からの上行性神経系の支配を受けている。慢性疼痛下における各脳部位での内因性オピオイドペプチドの持続的な遊離は、痛みに伴った下位中枢からの持続的な興奮性刺激の入力が視床下部に到達することにより引き起こされていると考えられる。また、炎症性や神経障害性疼痛と言った痛みの種類によって上位中枢で引き起こされる神経伝達に相違が生じることが明らかとなった。現時点では、なぜ痛みの種類によりこうした違いが生じるのか明確にできないものの、こうした差異は痛みの程度によるものではなく、質的な相違、いわゆる疼痛発現機構の違いに起因するものと考えられる。筆者らは、慢性炎症性疼痛モデル動物の脊髄において、シクロオキシゲナーゼ‐２（COX-2）およびプロスタグランジン（prostaglandin：ＰＧ）に由来したプロテインキナーゼＡ（protein kinase A：ＰＫＡ）の活性化を確認している（文献13）。一方、神経障害性疼痛モデル動物においては、こうした分子経路よりも持続的な脳由来神経栄養因子（brain derived neurotrophic factor：ＢＤＮ

Ｆ）の遊離に伴ったシナプス後膜におけるプロテインキナーゼＣ（protein kinase Ｃ：ＰＫＣ）の活性化が顕著であることを明らかにしている（文献13、14）。もちろん、これらの痛みの発現には共通した因子が存在することは疑いのないことであるものの、痛みのモデルによって、これほど明確な細胞内情報伝達系の違いが生じることから、このような相違が上位中枢における神経可塑的変化の差異を生み出す原因の一つであると考えられる。

11　まとめ

本邦ではがん疼痛治療にモルヒネ、フェンタニルおよびオキシコドンの三種類の医療用麻薬が用いられている。しかし、本邦の医療用麻薬の使用量は先進諸国に比べて非常に少ない。医療用麻薬は主にがん疼痛治療に使用されていることから、本邦ではがん疼痛が十分に取り除かれずに、痛みを我慢している患者が多いのではないかと思われる。事実、がん患者で痛みのある患者のうち、六四％ががん性疼痛治療を受けていないとの調査もある（ＭＭＪ特別号―医療最前線 Vol.2、二〇〇八年）。医療用麻薬の使用量が少ない大きな原因として、患者・家族だけでなく、医療者もモルヒネなどが麻薬であるが故に麻薬依存（中毒）になってしまうのではないかとの懸念を持っていることが挙げられている。ところが、世界保健機関（ＷＨＯ）では長年の臨床経験からがん疼痛に鎮痛目的で医療用麻薬を適切に使用すれば精神依存が問題になることはないことを明示している。しかし、これまでにこのことは実証されていないし、メカニズムも解明されていなかった。そこで、本章で紹介したように、筆者らは慢性疼痛下において鎮痛用量のモルヒネなどの医療用麻薬を使用しても精神依存を形成しないことを実証し、そのメカニズムも明らかにした。これらのことから、臨床でがん疼痛治療に医療用麻薬を適切な使用方法を遵守しながら用いれば、医療用麻薬はきわめて安全な薬であることを明らかにした。このように疼痛下では鎮痛目的で医療用麻薬を使用しても精神依存を形成しないことから、医療用麻薬に対する誤解を払拭し、がん疼痛治療に医療用麻薬を適正に、かつ積極的に使用し、がん患者を激しい疼痛から解放して欲しいと念願している。その一方で、医療従事者などが医療用麻薬の乱用に陥ることもあるので、医療用麻薬の適切な管理も怠ってはいけない。

コラム2　医療用麻薬への恐怖心と必要性

最近、narcotic phobia（麻薬恐怖症）という用語を耳にすることが多い。先日も東南アジアの疼痛学会に参加したとき、何回となくnarcotic phobiaを耳にした。アジアでは歴史的背景もあり、特に麻薬に対する恐怖心が強いのかもしれない。このようなnarcotic phobiaを取り除くために、次のような解説が役に立てばと思い紹介する。

我々の身体は大変精密につくられている。過剰な痛みを抑えるためのシステムも備えており、モルヒネ様物質と言われているβ-エンドルフィン、エンドモルフィンⅠとⅡ、エンケファリン、

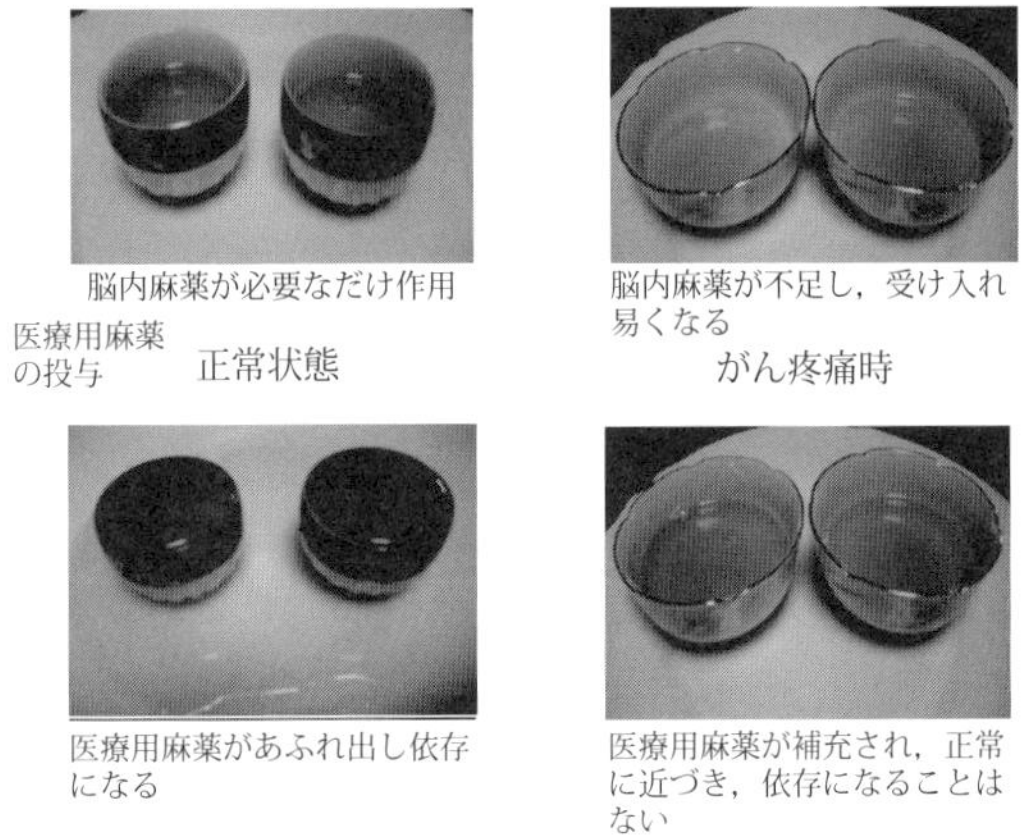
脳内麻薬が必要なだけ作用
医療用麻薬の投与
正常状態
脳内麻薬が不足し，受け入れ易くなる
がん疼痛時
医療用麻薬があふれ出し依存になる
医療用麻薬が補充され，正常に近づき，依存になることはない

図 2-12　がん疼痛治療における医療用麻薬と薬物依存の関係

ダイノルフィンAなどの内因性オピオイドペプチドが存在している。すなわち、モルヒネと同じような性質の物質が我々の体内に数多く存在している。しかし、通常これらに対して中毒になることはない。また、がん疼痛のような激しい痛みを抑えるために、適切な用量（鎮痛用量）のモルヒネ、フェンタニル、オキシコドンなどの医療用麻薬を使用しても精神依存に陥ることはないことを本章でも詳細に示した。ところが、実験的に生体が特に必要としないときに、必要量以上のモルヒネ様物質（合成した内因性オピオイドペプチド）を脳内に直接投与するとモルヒネの乱用と同様に依存を形成してしまうので注意が必要である。

　この状態をがん患者やそのご家族にもわかりやすいように、図2-12のようにして解説してみた。痛みのない正常時（左上）には適度な受け皿（お猪口）に適度な内因性オピオイドが入っている。このように生体が必要としていないときに、モルヒネなどの医療用麻薬を投与する、すなわち乱用するとオピオイドが過剰となりお猪口から溢れ出してしまう（左下）。このような状態が精神依存の状態と考えられる。一方、がん疼痛時（右上）は激しい痛みを抑えるために受け皿が大きくなり（湯呑み）、内因性オピオイドのみでは不足しており、モルヒネなどの医療用麻薬を生体が受け入れようとしている。そこで、痛みを取り除くのに必要な量の医療用麻薬を投与すると不足分が補充され、正常に近づくだけで、依存に陥ることはない（右下）。

文　献

1 世界保健機構編（武田文和訳）：がんの痛みからの解放——WHO方式がん疼痛治療法（第2版）、東京、金原出版、p.1-69, 1996

2 鈴木　勉：オピオイドと麻薬、そして覚せい剤．ターミナルケア14：439-444, 2004

3 日本薬学会編　薬と疾病　IA．薬の効くプロセス（1）薬理、東京化学同人、東京、p.80-84, 2005

4 鈴木　勉、武田文和：モルヒネの低用量では、なぜ副作用しかでないのか？．オピオイド治療——課題と新潮流．鎮痛薬・オピオイドペプチド研究会編、東京、エルゼビア・サイエンス・ミクス、p.25-34, 2000

5 Imai S, Narita M, Hashimoto S, Hashimoto S, Miyoshi K, Nozaki H, Hareyama N, Takagi T, Suzuki M, Narita M, Suzuki T: Differnces in tolerance to anti-hyperalgesic effects between chronic treatment with morphine and fentanyl under a pain-like state. Jpn J. Neuropsychopharm. 26: 183-192, 2006

6 鈴木　勉、的場元弘、武田文和：モルヒネの基礎と臨床．今日の緩和医療3：p.2-11, 2001

7 Narita M, Funada M, Suzuki T. Regulations of opioid dependence by opioid receptor types. Pharmacol Ther 89: 1-15, 2001

8 Suzuki T, Kishimoto Y, Misawa M. Formalin- and carrageenan-induced inflammation attenuates place preferences produced by morphine, methamphetamine and cocaine. Life Sci 59: 1667-1674, 1996

9 Suzuki T, Kishimoto Y, Misawa M, Nagase H, Takeda F. Role of the kappa-opioid system in the attenuation of the morphine-induced place preference under chronic pain. Life Sci 64: PL1-7, 1999

10 Narita M, Kishimoto Y, Ise Y, Yajima Y, Misawa K, Suzuki T. Direct evidence for the involvement of the mesolimbic kappa-opioid system in the morphine-induced rewarding effect under an inflammatory pain-like state. Neuropsychopharmacology 30: 111-118, 2005

11 Ozaki S, Narita M, Narita M, Iino M, Sugita J, Matsumura Y, Suzuki T. Suppression of the morphine-induced rewarding effect in the rat with neuropathic pain: implication of the reduction in mu-opioid receptor functions in the ventral tegmental area. J Neurochem 82: 1192-1198, 2002

12 Ozaki S, Narita M, Narita M, Iino M, Miyoshi K, Suzuki T. Suppression of the morphine-induced rewarding effect and G-protein activation in the lower midbrain following nerve injury in the mouse: involvement of G-protein-coupled receptor kinase 2. Neuroscience 116: 89-97, 2003

13 Yajima Y, Narita M, Shimamura M, Narita M, Kubota C, Suzuki T. Differential involvement of spinal protein kinase C and protein kinase A in neuropathic and inflammatory pain in mice. Brain Res 992: 288-293, 2003

14 Yajima Y, Narita M, Usui A, Kaneko C, Miyatake M, Narita M, Yamaguchi T, Tamaki H, Wachi H, Seyama Y, Suzuki T. Direct evidence for the involvement of brain-derived neurotrophic factor in the development of a neuropathic pain-like state in mice. J Neurochem 93: 584-594, 2005

第3章　人によって違う痛みと鎮痛

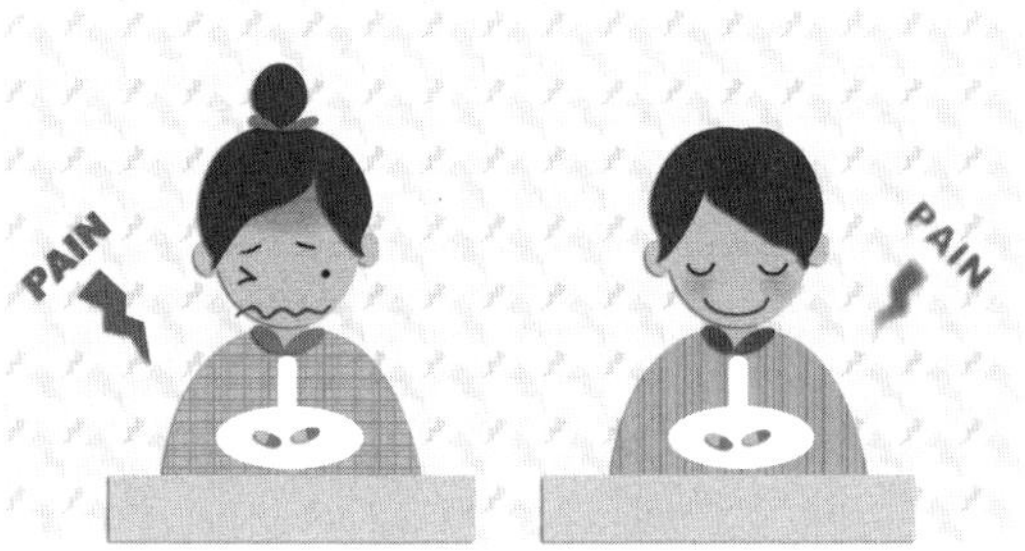

鎮痛薬は同じように効く…？

人によって料理の熱さや氷の冷たさに対する敏感さはさまざまで、過度の熱さや冷たさによる痛みに耐えられない人や、また逆に火傷や霜焼けができるまで痛みに気付かない人もいる。このように痛みに対する感受性は十人十色であるが、さらに、これら痛みを抑える鎮痛薬の感受性にも個人個人で違いがあることは以前より知られていた。「患者ごとに鎮痛薬の適量を求めること」——これは、世界保健機関（World Health Organization：ＷＨＯ）によるがん疼痛治療指針の五原則の一つである。これが五原則に入れられているということは、患者ごとに鎮痛薬の適量がまちまちであり、画一的な投薬法では適切な疼痛治療ができないことを如実に表している。現状では、適量を見つけ出すために試行錯誤で鎮痛薬が投与されており、患者は早期からの適切な疼痛治療を受けることはできていない。同時に、医療従事者の負担、医療費の負担も共に大きい。現実には、がん対策基本法で謳われている早期からの適切な疼痛治療は実現していないのである。これに対して患者ごとに適量を予測することができるようになれば、早期からの適切な疼痛治療に繋がり、患者はもとより、医療従事者や社会にとっても大きな福音となる。本章では、患者ごとの鎮痛薬の適量がどのような要因で決まっているのか、今までにわかっていることや、今後わかりそうなことを紹介する。痛みの感じ方に個人差があること、鎮痛薬の効き方に個人差があること、それらの個人差には遺伝要因や環境要因があること、このような要因の解明に動物実験とヒトでの研究の両方が有用であること、ゲノム科学の進歩を取り入れたテーラーメイドの疼痛治療が今後実現しそうであること、などについて最新の知見を交えて説明したい。

1　痛みと個人差

痛がりの人と痛みに強い人がいる。人によって痛みの伝わり方や痛みの発生が違うのか、それとも気の持ちようの違いなのだろうか。

（1）痛みの伝わり方の個人差——先天性無痛症を例に

痛みに強いどころか、生まれつき痛みを感じない人がいる。先天性無痛症という病気である。表3-1に示すように、神経線維はその太さごとに役割が違っていて、痛みは細い神経線維（AδやC線維）によって伝えられる。しかし先天性無痛症の患者では、これらの痛みを伝える神経線維が機能していない。日ごろ痛みに苦しめられている人からみれば、痛みのない世界で暮らしている人達のことをうらやましく思うかもしれないが、この病気はとても危険な病気なのである。過度の痛みは不必要であり適切に治療する必要があるが、通常の痛みは生体にとってとても重要な警告システムである。痛みを感じない人は、煮えたぎっているやかんに手を触れても平気なので大やけどを負ってしまうし、ちょっと目をこすっているつもりでも失明するほどに目を傷つけてしまったり、骨折するような走り方をしてしまったりする。無痛症の患者の例は極端ではあ

表3-1　神経線維の種類

名称	線維の直径	役割
Aα	12-20 μm	運動位置覚，固有感覚
Aβ	5-12 μm	触覚，圧覚
Aγ	3-6 μm	位置覚
Aδ	2-5 μm	痛覚，温・冷覚
B	1-3 μm	交感神経節前線維
C	0.3-1.2 μm	痛覚，反射

るが、人によって痛みの伝わり方が違う場合もあることを教えてくれる端的な例である。

なお、この病気はまれな遺伝性の病気であり、その原因遺伝子は本章3節で紹介する。

(2) 痛みの発生の個人差——神経障害性疼痛

無痛症の人とは逆に、新たな刺激(侵襲)がないのに神経線維が痛みを伝えてしまう病気がある。神経障害性疼痛という比較的頻度の高い難病である(世界の患者数は一五〇〇万人以上と言われている)。骨折などの傷害の後や帯状疱疹《たいじょうほうしん》(注1)の後や手術の後などに一部の人だけで起こり、個人差が大きい。また、がんの場合も、神経障害性疼痛を伴う場合が多く見られる。神経障害性疼痛が発生するか否かに大きな個人差があるだけでなく、この疼痛を抑える薬の種類が、個々人で大きく異なることも知られている。

たとえば、帯状疱疹という同じ疾患に罹患《りかん》後、ある人達は帯状疱疹後神経痛という神経障害性疼痛になるが、そのうちの一部の人たちはモルヒネなどのオピオイド(注2)鎮痛薬がよく効き、別の人たちではまったくオピオイド鎮痛薬は効かずケタミンなど作用メカニズムがまったく異なる鎮痛薬がよく効く。神経障害性疼痛とひとくくりにされるが、その病態のメカニズムは個々人で異なっているのである。

(注1) 水ぼうそうのウィルスが再び活動して神経線維や皮膚を侵す病気で、胸の横側に帯状に症状が出る。
(注2) モルヒネやフェンタニルなどオピオイド受容体に作用する薬物の総称。

（3）気の持ちようで違う痛み——脳で感じる痛みの個人差

痛みには知覚の側面と情動の側面がある。つまり、「痛い」と感じて生体に危険が迫っていることを知らせる役割があるとともに、苦痛というネガティブな気持ちの動きを起こす。

痛みの情報は、まず皮膚などに入り込んだ末梢神経が受け取り、脊髄を通って、脳の中の視床を介して、大脳に伝えられる。頭のてっぺん辺りにある大脳の体性感覚野《たいせいかんかくや》という部位が痛みの情報を受けると痛みを知覚し、右脳と左脳が接している辺りの前部帯状回《ぜんぶたいじょうかい》という部位が痛みの情報を受けると苦痛を感じる（文献1）。そして、これらの部位は、実際の痛みがなくても、痛そうな写真（注射を打たれている写真など）を見るだけで活動する。つまり、自分が痛い思いをしていなくても、他の人が痛い思いをしていると想像するだけで、本当に自分が痛いときと同じような脳部位が活動するのである。すなわち、痛みの感じ方は気の持ちようにも大きく影響されるのである。痛み自体にも個人差があり、さらに気持ち次第で痛みを感じることも感じないこともある。痛みの感じ方の個人差にはこういったさまざまな要因が関与しているのである。

身体への刺激（侵襲）がなくても痛みを感じるのとは逆に、強い身体への刺激（侵襲）があっても気持ち次第で痛みを感じないこともある。

戦国時代の禅僧の快川紹喜《かいせんじょうき》は、織田信長の軍勢に追い詰められて焼き討ちに遭ったときに、「心頭滅却すれば火も自ら涼し」という中国の六世紀の禅書の句を言い残して平然と猛火に焼かれて亡くなったと言い伝えられている。言い伝えだけの作り話や誇張と考える人も多いだろうが、似たようなこ

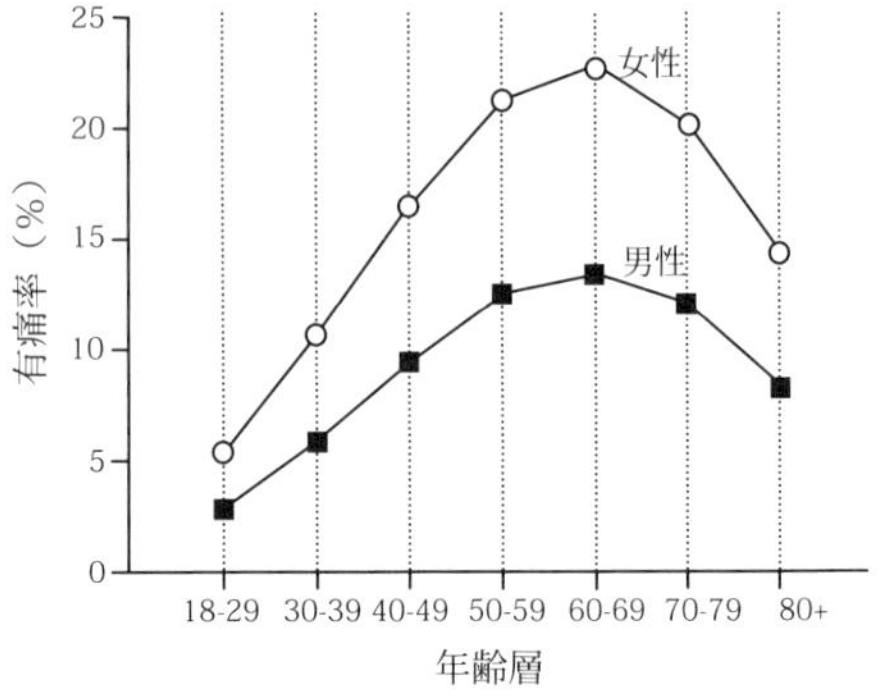

図 3-1　痛みの性差と年齢差．痛みを持つ男女の年齢ごとの割合（文献 3 を基に作成）

とは実際にあり、そのメカニズムは現代の科学の力で解き明かされつつある。

たとえば、ヨガマスターとよばれるヨガの達人は、瞑想状態のときに痛みを遮断して針を体に通すことができる。生理学研究所の柿木隆介教授らは、瞑想時とそうでないときのヨガマスターの脳波を分析して、瞑想時のみで強いアルファ波が出ていることや、エンドルフィンというモルヒネと同じはたらきをする生体内の物質が瞑想時に分泌されていることを報告している（文献2）。痛みの感じ方は、人によって違うだけでなく、さらに同じ人でも状況によって大きく異なるのである。

（4）性差と年齢の影響

性別や年齢によって痛みを持つ人の割合は大きく違う（図3-1）。若いうちは痛みを持つ割合は男女ともに低いが、加齢とともに六〇代まで増加し、特に女性では二〇％以上の人が痛みを持つ。その後、有痛率（注3）は加齢とともに減る。有痛率は痛がりかどうかを示すものではなく、身体的、生理的に痛みが生じる割合を示している。しかし、七〇代、八〇代では身体の衰えから痛みがより生じやすくなると考えられるが逆に有痛率が減ることは、痛みを気にしなくなる、あるいは痛みに対して鈍くなることを意味しているであろう。

（注3）生活に支障をきたす痛みを有する人の割合。

コラム3　痛みの個人差の動物モデル――マウスを用いた研究

痛みの起こりやすさ、痛みの感じやすさ、痛みを嫌がる程度には大きな個人差がある。このような個人差のメカニズムを明らかにするためには、ヒトでの研究が必須であることは言うまでもないが、マウスでの研究も有効である。ヒトでは近親婚がほとんどないので個人間の遺伝子配列は約〇・一％違っているが、マウスの系統は兄妹《けいまい》交配によって維持されているので、同じ系統のマウスの遺伝子配列はほぼ同一である。同一マウス系統内での違いは環境要因による違い、マウス系統間での違いは遺伝要因による違いに対応するので、マウス個体間の違いにおける環境要因と遺伝要因を分けて研究することができる。つまり、マウス系統差は、ヒト個人差のよい動物モデルであると考えられる（図3-2参照）。

国立遺伝学研究所には、世界中から集められた野生マウスが維持されている。これらのマウス系統は、通常の実験系のマウス系統と比べて、多様な行動を示し、遺伝子配列も多様である。このような野生由来マウス系統では、痛みに対する反応も系統間で大きく違っている（文献4）（図3-3）。痛がりのマウス系統と痛がらないマウス系統の遺伝子配列の違いを調べることで、痛みの感じ方の違いの遺伝要因が明らかになると期待できる。

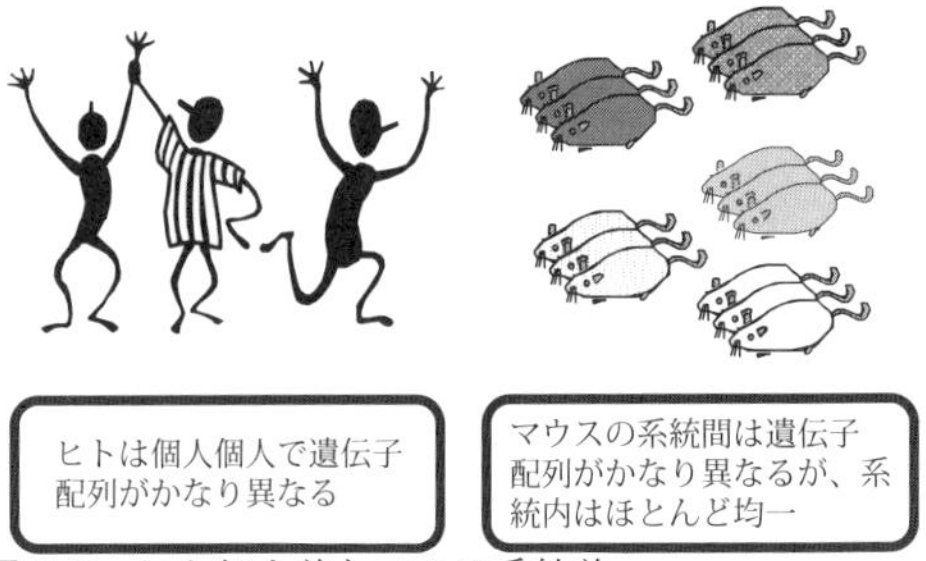
ヒトは個人個人で遺伝子配列がかなり異なる
マウスの系統間は遺伝子配列がかなり異なるが、系統内はほとんど均一

図 3-2 ヒト個人差とマウス系統差

ヒトでは個人間の遺伝子配列にかなり違いがある．一方，同じ系統のマウスの遺伝子はほぼ同一であり，また，違う系統の間では遺伝子配列がかなり異なる．したがって，マウスでの系統内での差と系統間での差は，個体差の環境要因と遺伝要因とを調べるうえでよいモデルである．

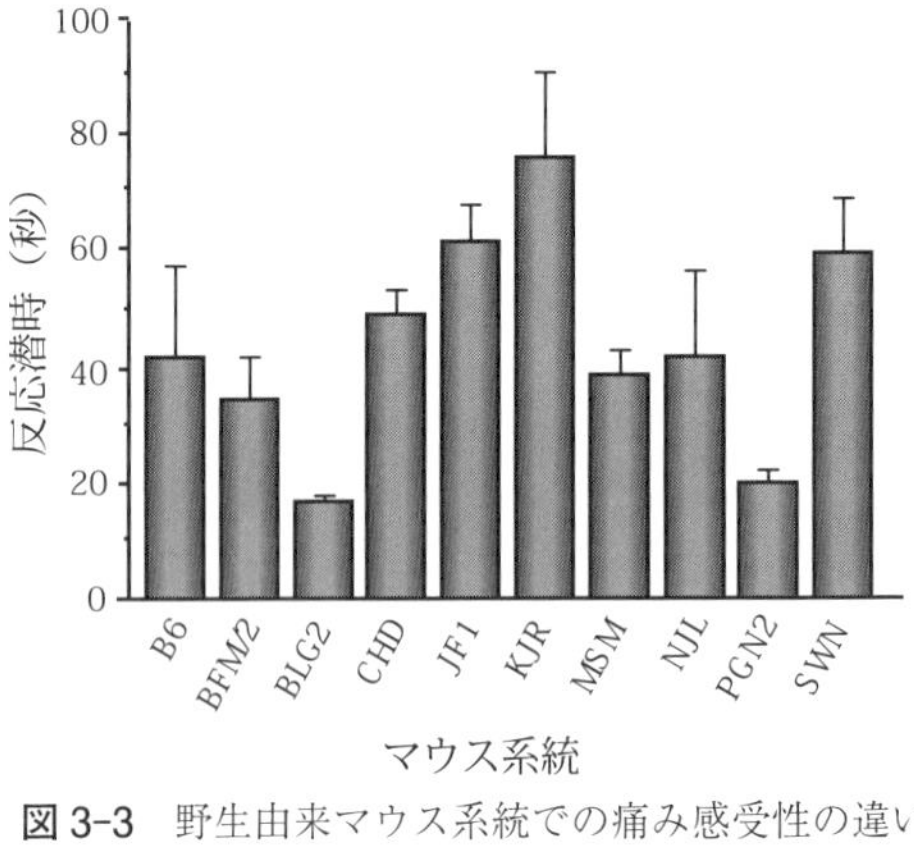

図 3-3 野生由来マウス系統での痛み感受性の違い

国立遺伝学研究所では，世界各国に住む野生マウスを捕獲して兄妹交配によって系統を維持している．これらのマウスは多様な特徴を持ち，痛みに対する感受性も多様である．熱い金属板の上にマウスを乗せたときに後ろ足を舐めるまでの時間は，系統間で大きく異なる（文献4を基に作成）．

2　鎮痛薬の効き目の個人差

鎮痛薬の効き方には個人差があると言われるが、どのような違いがあるのだろうか。痛み自体の違いではないのだろうか。どのように調べるのか。現在はどうやって対処されているのだろうか。

(1) 鎮痛薬の代謝の個人差

お酒に強い人と弱い人がいることはよく知られている。奈良漬を食べただけで酔っ払ってしまう人もいれば、日本酒一升を飲んでもほとんど平気な人もいる。この個人差のメカニズムはすでにおおよそわかっている。アルコールは体内でアセトアルデヒドという物質になり、アセトアルデヒドは酢酸になる。このようなアルコールの代謝は、これらをそれぞれ代謝するアルコール脱水素酵素とアセトアルデヒド脱水素酵素という特異的な酵素が担っている。これらの酵素のはたらきに個人差があることが、お酒に強いか弱いかをほぼ決めている。日本人の約半数はアセトアルデヒド脱水素酵素のはたらきが不十分であることが知られている。

アセトアルデヒド脱水素酵素は、蛋白質なのでアミノ酸が結合してできているが、そのアミノ酸の並び方は遺伝子の配列で決まっている。遺伝子配列に違いがあり、アセトアルデヒド脱水素酵素のアミノ酸配列に違いができて、この酵素がほとんど機能

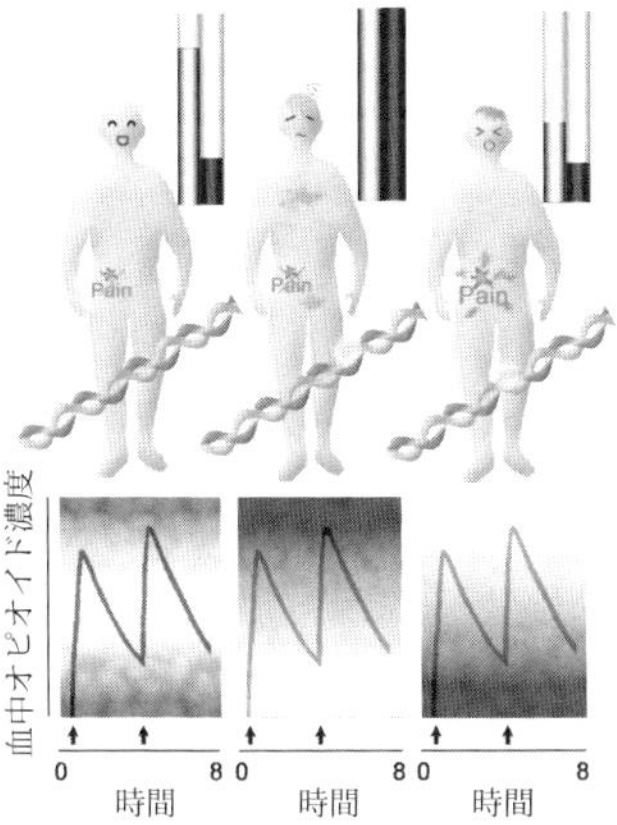

図 3-4　鎮痛薬濃度変化と鎮痛レベルのイメージ
鎮痛薬の血中濃度が同じように変化する場合でも，鎮痛レベルは個人ごとに異なる．左の人は鎮痛（白いバー）が十分で過剰投与による副作用（黒いバー）は少ないが，中央の人は過剰投与による副作用に苦しみ，右の人は鎮痛が不十分である．矢印はオピオイド鎮痛薬の投与を示す（文献5を基に作成）．

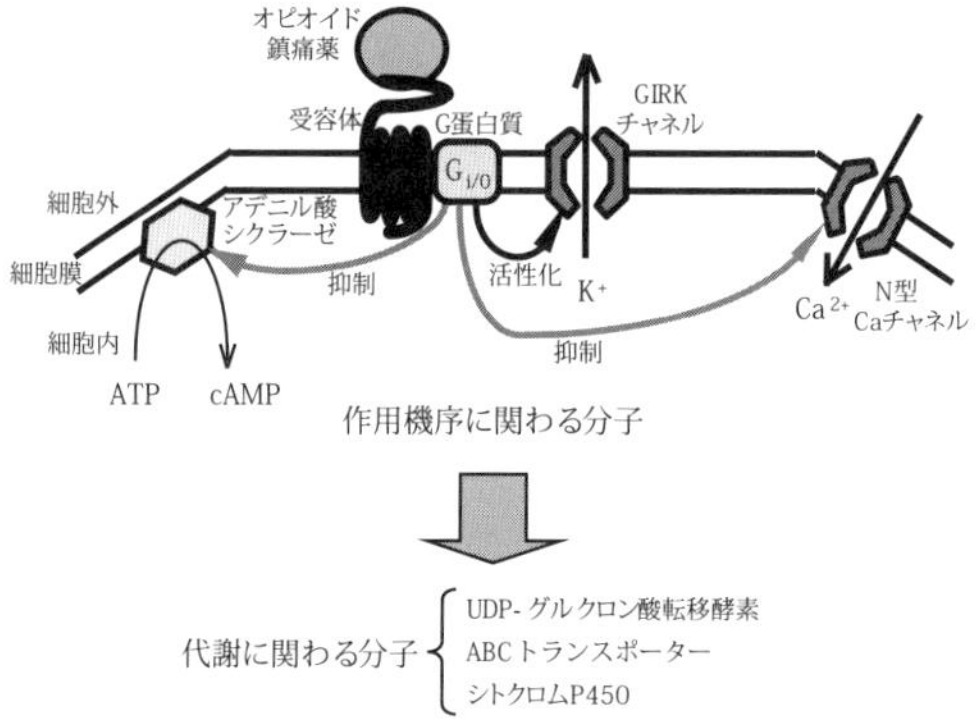

図 3-5　オピオイド鎮痛薬の作用機序と代謝

オピオイド鎮痛薬はオピオイド受容体を活性化する．活性化されたオピオイド受容体は $G_{i/o}$ 型のG蛋白質を活性化し，アデニル酸シクラーゼとN型カルシウムチャネルを抑制するとともに，G蛋白質活性型内向き整流性カリウム（GIRK）チャネルを活性化する．また，オピオイド鎮痛薬は，UDP-グルクロン酸転移酵素，ABCトランスポーター，シトクロムP450などによって代謝される．

しない場合がある。ヒトは父親からと母親から一式ずつの遺伝子を受け継ぐので、二セットの遺伝子を持つ。二つのアセトアルデヒド脱水素酵素遺伝子のうち、どちらかの酵素が機能しないタイプならば、お酒に弱くなる。さらに、二つの遺伝子とも酵素が機能しないタイプならば、ほとんどお酒は飲めない。

　このようなお酒に強いか弱いかの個人差と同じようなことが、鎮痛薬の効きの個人差でも考えられる。オピオイド鎮痛薬は種々の酵素（注4）によって代謝される。これらの酵素のはたらきが遺伝子配列やその他の要因で異なれば、当然鎮痛薬の効き方に違いが出るはずである。実際、同量のモルヒネを投与してもモルヒネの血中濃度が個々人で異なることが知られており、現在そのメカニズムが研究されている。

（注４）ＵＤＰ‐グルクロン酸転移酵素、ＡＢＣトランスポーター、シトクロムP450など。

（２）鎮痛薬の作用のしかたの違い

痛みそのものだけでなく、鎮痛薬の作用のしかたの違いも、鎮痛効果の個人差を生むと考えられる。実際、鎮痛薬の代謝に大きな違いがなくて鎮痛薬の血中濃度が時間に伴って同様に推移する場合でも、鎮痛薬の効き方に個人差があることが知られている（図３‐４）。

強い痛みに対して最も広く用いられている鎮痛薬は、モルヒネに代表されるオピオイド鎮痛薬である。これらの鎮痛薬はオピオイド受容体を活性化させる（文献６）（図３‐５）。受容体とは、薬物が直接結合する生体内の標的蛋白質である。薬は、体の中にごくわずかだけある受容体に特異的に作用する。活性化した受容体は、特定のタンパク質を活性化したり、抑制したりすることによって鎮痛を引き起こす。オピオイド鎮痛薬とは違う、アスピリンやインドメタシンに代表される非ステロイド性抗炎症薬（non-steroidal anti-inflammatory drugs: NSAIDs、エヌセイズと読む）は、痛み物質を作り出すシクロオキシゲナーゼ（cyclooxygenase：ＣＯＸ、コックスと読む）を抑制する。また、ケタミンなどの鎮痛薬は、ＮＭＤＡ受容体チャネルという蛋白質のはたらきを抑制する。このように、鎮痛剤は、生体内の特異的な蛋白質に作用して、痛みを取り除く。このような鎮痛を引き起こす分子のはたらきや量に個人差があれば、当然鎮痛薬の効きが変わってくる。

コラム4　鎮痛個人差の動物モデル

マウス系統差の研究がヒト個人差のメカニズムの解明に役立つことを本章1節で述べたが、鎮痛薬感受性の個人差を知るうえでも、マウス系統差の研究は有用である。

マウス系統の中に、一九七〇年ごろから研究に用いられてきた、モルヒネが効かないＣＸＢＫマウスという系統がある。モルヒネの主な作用点は、μオピオイド受容体（注5）なので、この遺伝子が壊れているマウスだと考えられていた。しかし、ノックアウトマウスでは完全にモルヒネの効果が消失しているが、ＣＸＢＫマウスでは高濃度のモルヒネにより鎮痛効果が現れることが明らかになった。その後の遺伝子解析により、ＣＸＢＫマウスではμオピオイド受容体遺伝子の配列に違いがあり、μオピオイド受容体の構造（アミノ酸配列）には変わりがないが、受容体の量が半減することが明らかになった[文献7]（図3-6）。ＣＸＢＫマウスのμオピオイド受容体遺伝子には余計なＤＮＡ配列が入り込んでおり、メッセンジャーＲＮＡの安定性が悪くなって、受容体蛋白質の量が減ると考えられる。

野生由来マウス系統では、痛みに対する感受性が系統間で多様であるが、鎮痛薬に対する感受性も系統間で多様である（図3-7）。他に鎮痛薬の効きが悪いマウスにウィーバーマウスがいる。このマウスでは、オピオイド鎮痛薬の情報を伝えるＧ蛋白質活性型内向き整流性カリウム（ＧＩＲＫ）チャネル（図3-5）の遺伝子配列に違いを持っている。そのため、ウィーバーマウスではオピオイド鎮痛薬の情報が正しく伝わらず、鎮痛効果が減弱してしまう。(文献8) ＧＩＲＫチャネルはアルコールの標的でもあり、アルコールによって活性化される。興味深いことに、ウィーバーマウスでは、アルコールによる鎮痛効果も減弱している。(文献9) 人でも飲酒時には痛みに鈍くなるが、これはアルコールによるＧＩＲＫチャネルの活性化が関わっていると考えられる。ＧＩＲＫ

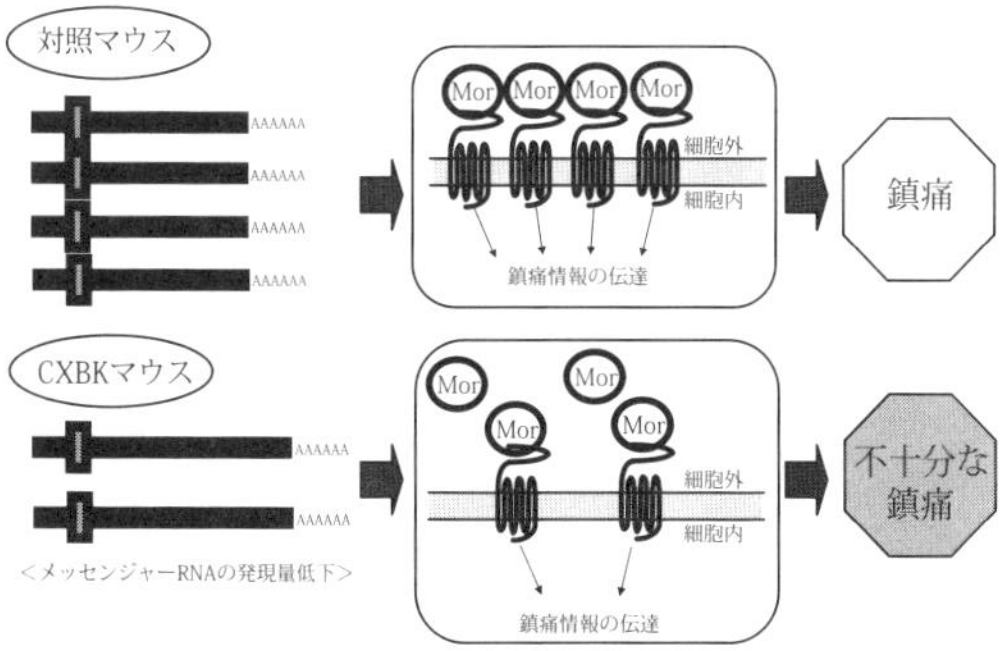

図 3-6 CXBK マウスでの鎮痛薬低感受性のメカニズム
鎮痛薬の効きが悪い CXBK マウスでは，μ オピオイド受容体メッセンジャー RNA の非翻訳領域が異常であるため不安定となり脳内量が少ない．したがって受容体の脳内量も少なく，鎮痛の指令が十分に伝わらないため，不十分な鎮痛しか起こらないと考えられる．Mor はモルヒネ．

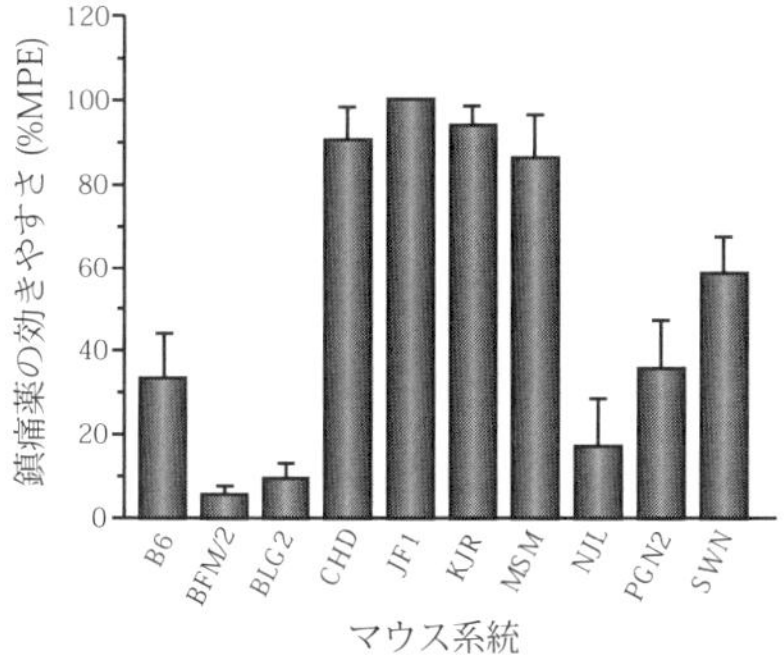

図 3-7 野生由来マウス系統での鎮痛感受性の違い
国立遺伝学研究所で維持されている野生由来マウス系統でのモルヒネ鎮痛効果．%MPE（% maximal possible effect）は鎮痛効果の程度を表す単位（文献 4 を基に作成）．

チャネルの遺伝子配列に違いがあるウィーバーマウスも鎮痛薬感受性個人差の遺伝子メカニズムを調べるうえで、一つのモデル動物として期待できる。

（注5）μ（ミュー）、δ（デルタ）、κ（カッパ）という三つのオピオイド受容体の一つ。

（3）鎮痛個人差の調べ方と対処法

痛みは知覚であると同時に情動の側面も併せ持つため、計測が非常に難しい。そのような痛みのレベルが、鎮痛薬によってどれだけ低下したのか、個々人で比較するのはますます容易ではない。それでも、できるだけ定量的に鎮痛薬の効き方を調べるために、さまざまな方法が開発されている。

Visual analogue scale（VAS）と呼ばれる方法はその一つである。とてもシンプルなため、疼痛治療現場で最も広く用いられている。横に一〇cmの線を引いておき、一番左はまったく痛くない、一番右は想像できる限りの最大の痛みとして、今の痛みがどのくらいかをその線の上に印をつけて記録する。目安にするために、〇から一〇の数字を添えたり、痛がっている程度をイメージした顔の絵が添えられた尺度もある（第1章5節も参照）。

また、PainVisionという保険適応もされている知覚・痛覚定量分析装置がある。[文献10] 痛みを持っている被験者に、Aβ神経線維（注6）のみを刺激するパルス状電流を、徐々に電流値を上げながら与えていく。被験者が電流に気がつくときの電流値（最小感知電流）から被験者の痛みに対応する強さの電流になったときの値（痛み対応電流）を引いた値を「最小感知電流」で割り、一〇〇をかけた値を「痛み度」として、痛みを定量化する装置である。この装置が開発される前には、被験者が持つ痛みと同じ強さの新たな痛みを与えて痛みのレベルを測定する方法が用いられたりしたが、これでは痛みに苦しむ人に、倍の痛みを与えることになってしまう。PainVisionを用いれば、痛みに苦しむ人にさらに痛みを与える必要はない。痛み感覚を痛みではない異種感覚に置き換えて測定することが本当に正しい方法なのか、議論の余地はあるが、痛みを数値で捉えることができるこの方法は、痛み研究において大きな進歩といえる。

鎮痛薬の効き方に個人差があることは間違いない。それでは、鎮痛効果が個々人で違うときに、どのように個々人に合った疼痛治療をしたらよいのだろうか。現在行われている方法はtrial and error、すなわち試行錯誤である。少しずつ鎮痛薬の量を増やしていき、痛みがとれる投与量を見つける。鎮痛薬を与えすぎて意識レベルの低下などの副作用が現われたら、量を減らす。あるいは、ある種類の鎮痛薬を与えても痛みが取れなければ他の鎮痛薬を与える。このような方法では、患者さんの痛みが取れるまでに多くの時間が必要であり、医療従事者や医療費の負担も大きい。このような問題を少しでも減らすために、いくつかの工夫がある。たとえば、患者さんが自分で自分に鎮痛薬を投与できるpatient-controlled analgesia（ＰＣＡ）ポンプを用いる方法である（第1章13節に詳述）。このポンプを用いれば、痛みを感じたときに自ら鎮痛薬を投与することができる。大量投与にならないようにロックがかかるようになっているので、安全に疼痛治療ができる。また、ＤＣＴ（第1章コラム1参照）といって、さまざまな鎮痛薬を体系的に順番に投与し、最も奏効する鎮痛薬をいち早く見つけ出す方法もある。

（注6）痛みを伝える神経線維ではない知覚神経線維（表3‐1参照）。

3　個人差の遺伝要因と環境要因

個人差には遺伝要因と環境要因がある。痛みの感じ方や鎮痛薬の効き方の個人差には、どの程度の遺伝要因とどの程度の環境要因があるのだろうか。この節では、双子研究によるその一つの答えを紹介するとともに、無痛症という特殊な例から、痛みの感じ方の違いに確かに遺伝要因があることを示す。

(1) 双子の研究

本章1節で、ヒトの遺伝子配列は個々人で約〇・一％違っていると述べたが、まったく同じ遺伝子配列を持つ人たちがいる。一卵性双生児の人たちである。一卵性双生児は一つの受精卵が二つに分裂して、二つの受精卵として発生するので、父方である精子の遺伝子配列も、母方である卵の遺伝子配列もまったく同じである。これに対して、二卵性双生児は、二つの卵が排卵され、それぞれ違う精子が受精して発生するので、遺伝的には普通の兄弟とまったく同じ関係である。ただし、二卵性双生児の場合でも、普通の兄弟とは違って同い年ではあるので、普通の兄弟間よりも生育環境は近く、ほぼ一致している。すなわち環境の一致度は、一卵性双生児と二卵性双生児のそれぞれの間でほぼ同様であると言える。したがって、一卵性双生児と二卵性双生児を比較すれば、遺伝要因と環境要因の程度を特定することができると考えられる。

興味深い双生児研究として、二〇〇八年に報告されたものがある[文献11]。五三組の一卵性双生児のペアと、三九組の二卵性双生児のペアなど合計一八八名を被験者として、手を氷水につけて痛みを感じるまでの時間を測定する試験（コールドプレッサー試験）と、腕に四三―五〇℃の熱さの物体を五秒間ずついろいろな場所に接触させて痛みを感じる温度を測定する試験（接触熱疼痛試験）に協力してもらった。その結果を分析すると、遺伝要因と環境要因の割合、および冷水と熱という痛みの種類の違いに起因する割合と痛みの種類に共通する割合が計算できる（図3-8）。遺伝要因の割合はコールドプレッサー試験では六〇%、接触熱疼痛試験では二六%であり、遺伝要因がある程度の割合で存在することが示された。ただし、二つの試験法

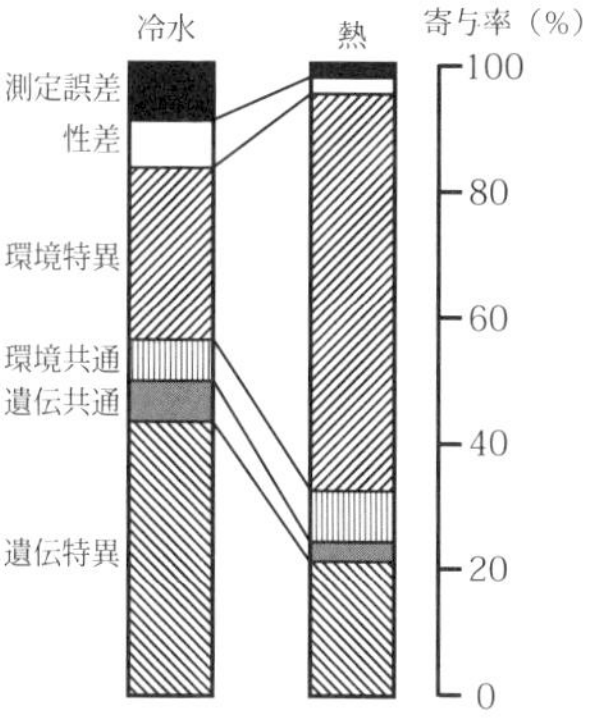

図 3-8　双子研究からわかる遺伝要因と環境要因の割合

一卵性双生児と二卵性双生児の痛み感受性をコールドプレッサー試験と熱接触試験で調べることで，遺伝要因と環境要因，および試験法に特異的か試験法間で共通かどうかを，それらの痛み感受性への寄与率として計算することができる（文献 11 を基に作成）.

表3-2　先天性無痛症の種類と原因遺伝子（文献12より改変）

疾患名称	染色体位置	遺伝子名	蛋白質名
HSAN type I	9q22	SPTLC1	セリンパルミチン酸転移酵素長鎖1
HSAN type II	12p13	HSN2	不明
HSAN type III	9p31	IKBKAP	IKK複合体関連蛋白質
HSAN type IV	1q21	NTRK1	チロシンキナーゼ型神経成長因子受容体遺伝子
HSAN type V	1p13	NGFB	神経成長因子b
CIDP	2q24	SCN9A	Nav1.7ナトリウムイオンチャネル

で共通する遺伝要因の割合は高くないことから、痛みの種類によって遺伝要因が異なることも示された。冷水と熱は両者とも温度による痛覚刺激であるが、それでも大部分の遺伝要因が異なる。したがって、たとえばがん性疼痛と手術後の痛みとでも、その遺伝要因は大きく異なる可能性がある。痛みは、その種類ごとにその遺伝要因を特定する必要があるかもしれない。

(2) 無痛症の原因遺伝子

本章1節で紹介した先天性無痛症は、遺伝性の疾患であり、その原因遺伝子が特定されている[文献12]（表3-2）。このことは、痛みの感受性の個人差に遺伝要因があることを明瞭に示している。先天性無痛症には、その症状から六つの疾患（注7）が知られている。このなかで最も先に遺伝子が同定されたのはNTRK1であり、犬童康弘博士によるものである。NTRK1はHSAN-IV型の無痛症の原因遺伝子であり、この疾患では温度の感覚も障害を受けるために汗をかかないので無痛無汗症といわれている。また、最近同定されたSCN9AはNav1.7と呼ばれる電位依存性Nav1.7ナトリウムイオンチャネルのαサブユニットをコードする遺伝子であり、この遺伝子が機能しないと、痛みは消失するが、その他の知覚はほとんど正常である。このことから、この分子のはたらきを抑えることで、副作用の少ない新たな鎮痛薬が開発されるのではないかと期待されている。このように、痛み感受性の個人差に関係する遺伝子は神経成長因子に関連する分子であったり、スフィンゴ脂質の主要な生合成酵素のセリンパルミチン酸転移酵素、イオンチャネルなどであったりと多様であり、痛覚の遺伝子メカニズムの複雑さを示している。

（注7）遺伝性感覚性自律神経性ニューロパチー（hereditary sensory and autonomic neuropathy：HSAN）Ⅰ、Ⅱ、Ⅲ、Ⅳ、Ⅴ型と先天的無痛覚症（congenital indifference to pain：CIDP）。それぞれの疾患の原因となる遺伝子配列の違いは、順に、SPTLC1、HSN2、IKBKAP、NTRK1、NGFB、SCN9Aという遺伝子上にあることがわかっている。

4　明らかにされる遺伝要因――ゲノム科学の進歩から

痛みの感じ方に個人差があるだけでなく、鎮痛薬の効きやすさにも個人差があり、その個人差には環境要因だけでなく遺伝要因がある。ゲノム科学が急速に発展している今日、この遺伝要因はどこまでわかっているのだろうか。

(1) ヒトゲノム計画、HapMap計画、GWAS

近年のゲノム科学の進展には目を見張るものがある。一九五三年にワトソンとクリックにより遺伝子が二重らせん構造をとるＤＮＡであることが発見されて以来、分子生物学は急速に発展し、遺伝子

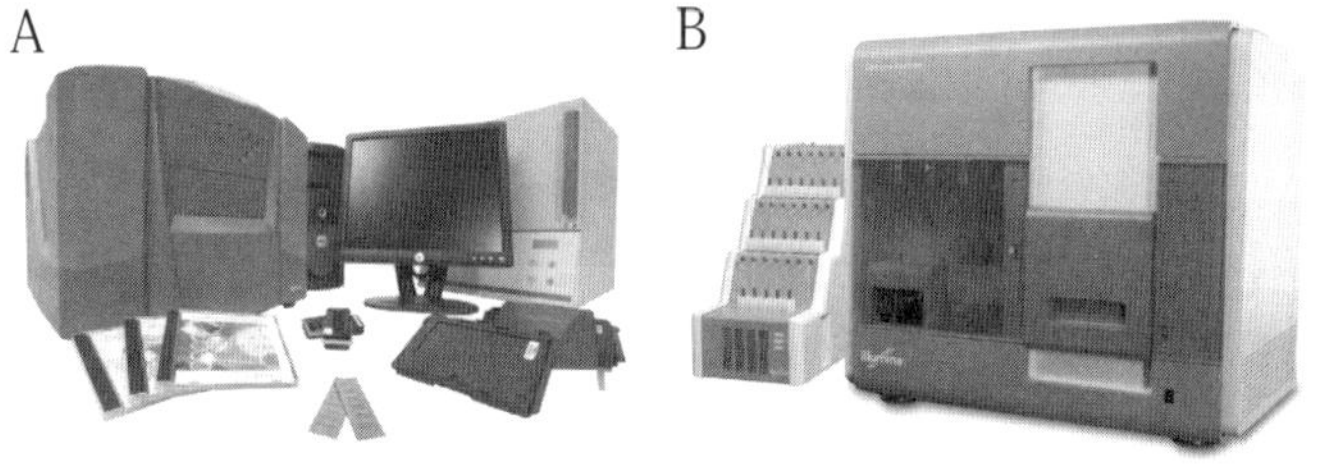

図 3-9　ゲノムワイド遺伝子解析装置の例
A：スライドグラス 1 枚の解析で 100 万ヵ所の遺伝子多型を一気に解析する装置の例．B：1 回の解析で億単位の遺伝子配列を解析する次世代型遺伝子配列解析装置の例．

の塩基配列が次々と明らかになった。一九九〇年にはヒトゲノム計画が始まり、ワトソンとクリックの発見から五〇周年の二〇〇三年にはヒトの遺伝子配列が一通り明らかになった。ヒトの遺伝子配列はおよそ三〇億の塩基の並びであり、約二万二〇〇〇の遺伝子が含まれていることが解明された。そして次の段階として、二〇〇二年からヒト個人個人の遺伝子配列の違いが大規模に解析された。本章1節で紹介したように、遺伝子配列は個人間で約九九・九％は同じであり、約〇・一％は異なることが知られている。この違いのパターンを明らかにしようとするのが、国際HapMap計画である（コラム7参照）。この計画によって、個々人で遺伝子配列の違いが頻繁に見られる箇所（遺伝子多型）がデータベースとして集積されている。なお、遺伝子配列の違いで、一％以上の頻度で存在する場合は遺伝子多型と呼ばれ、一％以下の場合は遺伝子変異と呼ばれる。この遺伝子多型のタイプと疾患《しっかん》脆弱性《ぜいじゃくせい》、薬剤感受性などとの関係を一度明らかにすれば、その後は、遺伝子多型を判定するだけで病気になりやすいかどうかや薬が効くタイプかどうかなどを予測できるようになる。

遺伝子の解析技術も日進月歩である。たとえば、スライドグラス一枚で人一人の遺伝子多型の全体像をとらえることができるようになった。図3‐9Aに示す装置などを使うことで、一〇〇万ヵ所の遺伝子多型の判定を数日で行うことができるのである。従来では、病気になりやすさや薬の効き方に関係しそうな遺伝子に注目して遺伝子多型解析がなされてきたが、このような装置を用いれば、遺伝子多型を網羅的に解析できるので、関連することが予想できない遺伝子との関連も明らかにできる。このようなゲノムワイド関連解析（genome-wide association study：ＧＷＡＳ、ジーワスと読む）によって、痛み感受性や鎮痛薬感受性の個人差の遺伝要因の全貌が明らかになると期待できる。また、人一人の遺伝子配列の三〇億塩基配列をすべて解析してしまうこともできる次世代型遺伝子配列解析装置（図3‐9Ｂ）が、いくつかのメーカーから市販されている。この装置を用いれば、遺伝子多型として登録されていない遺伝子配列の差異も明らかにできるので、より正確に遺伝要因を特定できるようになる。

（2）動物実験で遺伝要因を探る

本章2節で紹介したように、ＣＸＢＫマウスやウィーバーマウスを用いた研究により、それぞれμオピオイド受容体遺伝子とＧＩＲＫチャネル遺伝子が鎮痛薬感受性と関わることが明らかになった。さらに最近では前述したようにノックアウトマウスを作成して解析することができるので、さまざまな遺伝子が鎮痛薬感受性と関連することが明らかになっている（文献13）。μ、δ、κの三種のオピオイド受容

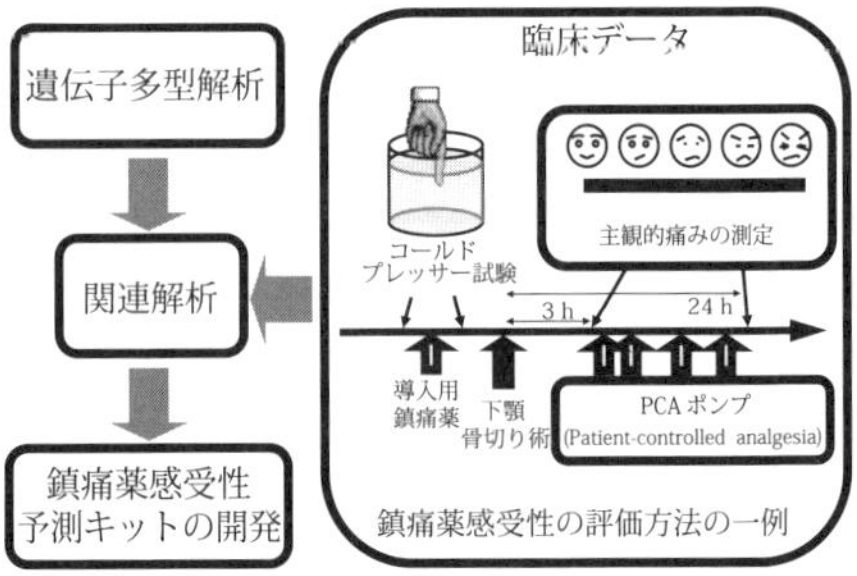

図 3-10　鎮痛効果個人差の遺伝要因の調べ方の例

鎮痛薬の必要量や痛みのレベルなどの臨床データを収集し，その患者さんの遺伝子多型を判定する．臨床データと多型データとの間の関係を解析し，関連が認められれば，遺伝子多型解析によって鎮痛薬の適量を予測するキットを開発することができる．臨床データの収集では，できるだけ痛みが画一的であるとよい．本例では，形成外科的な手術である下顎骨切り術でのデータ収集法を示している．

体、アドレナリン受容体、ドーパミン受容体、ムスカリン性アセチルコリン受容体、ヒスタミン受容体などの受容体だけでなく、モルヒネと同様のはたらきをする生体内の分子であるオピオイドペプチドやその他のニューロペプチド、さまざまなイオンチャネルや細胞内シグナル伝達系の分子の遺伝子を壊すと、鎮痛薬の効き方が変わる。これらの分子の遺伝子配列に違いがあれば、ヒトでも鎮痛薬の効き方に違いが現われると予想できる。

(3) ヒトでの遺伝要因の調べ方

動物実験では、同じ週齢で同じ性別で同じ環境で育てた動物を用いて、同じ痛みを与えて実験をすることができるが、ヒトではこのように条件を揃えて遺伝要因を調べることは難しい。オピオイド鎮痛薬が投与されている患者の数が多いのは、がん性疼痛患者だが、がん患者では、「がんの種類」「がんの進行度」「骨転移の有無」などがさまざまなので、痛み自体もまちまちである。このような条件で鎮痛薬の効き方の遺伝要因を調べようとすると、何万人もの患者に被験者として研究に参加してもらう必要がある。

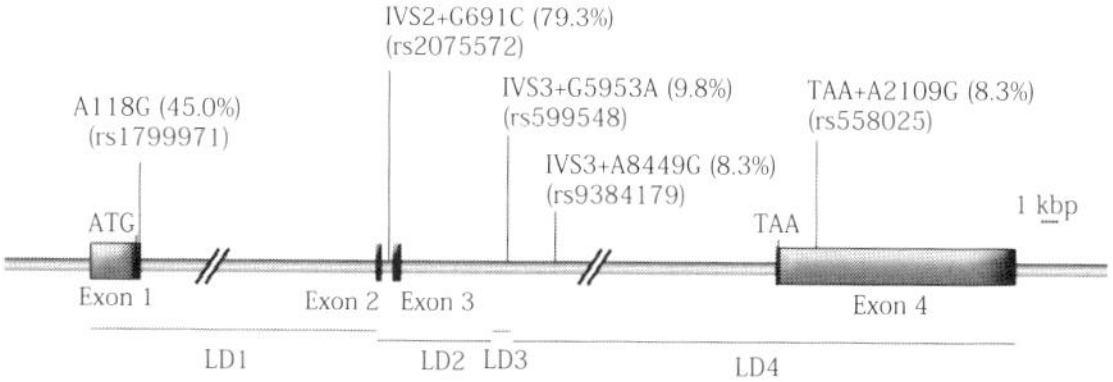

図3-11　μオピオイド受容体遺伝子の代表的多型

ヒトμオピオイド受容体遺伝子はExon（エキソン）4つからなり，250以上の多型が同定されている．図に示す多型は，これらの多型を代表して解析すべきもの（計算によって決められる）．カッコ内にrsと数字で記された番号は，ヒト遺伝子多型の国際的に共通な番号．カッコ内の%は，その多型の頻度．ATGは翻訳開始コドン．TAAは翻訳終止コドン（文献14より改変）．

より効果的に遺伝要因を調べるためには、図3-10に示すような方法がある[文献14]。歯の噛み合せをよくしたい、顔を小顔にしたいなどのニーズから、下顎の骨を少し切り詰める手術が行われている。この手術を受ける患者は手術を受けるまではまったくの健常者である。手術前には通常のステップとして導入用の鎮痛薬が投与されるので、その前後で痛覚テスト（コールドプレッサー試験など）を行えば、健常者での麻薬性鎮痛薬の効果を調べることができる。さらに、骨切り術は画一的な手術であり患者に与えられる痛みは同程度であると考えられる。このような手術の後の痛みをPCAポンプで管理し、また、痛み測定を行うことによって、鎮痛薬の効きやすさを患者さんごとにかなり正確に評価することができる。さらに患者から血液等の提供を受け、遺伝子多型解析を行う。鎮痛薬感受性の臨床データと遺伝子多型との関連を解析し、関連が見出せれば、その遺伝子多型を調べることで鎮痛薬感受性を予測することができるようになる。

（4）知られている遺伝要因

ヒトにおける鎮痛薬の効き方の遺伝要因については、ごく最近に研究が始まったが、すでにいくつかの遺伝子多型の関連が報告されている。オピオイド鎮痛薬の標的であるμオピオイド受容体の遺伝子は、図3-11に示すような構造をとる。この遺伝子上には二五〇以上の遺伝子多型がある。そのなかで代表となる四または五ヵ所の遺伝子多型を判定することで、効率的に研究を進めることができる。これらの代表となる遺伝子多型（TagSNP、タグスニップと読む）のなかで、A118G（翻訳開始点のATGから数えて一一八番目のAがGに置き換わる多型）は、μオピオイド受容体のアミノ酸配列に影響し、受容体の機能が変わることから、最も注目され、研究が進んでいる。図3-12に示すように、この多型がGGのタイプの人はオピオイドの効きが悪く、多くの鎮痛薬が必要である（文献15）。この遺伝子多型だけでは、鎮痛薬の必要量にそれほど大きな違いはないが、このような多型がいくつも存在することが予想され、その組み合わせによって大きな個人差が生じると考えられる。実際、前述したGIRKチャネルやABCトランスポーターの遺伝子多型も鎮痛薬感受性と関連している（文献16、17）。その他にも、いくつかの受容体、酵素、イオンチャネル、トランスポーター、ペプチドなどの遺伝子多型が、痛み感受性や鎮痛薬感受性と関連していると報告されている（文献12）。

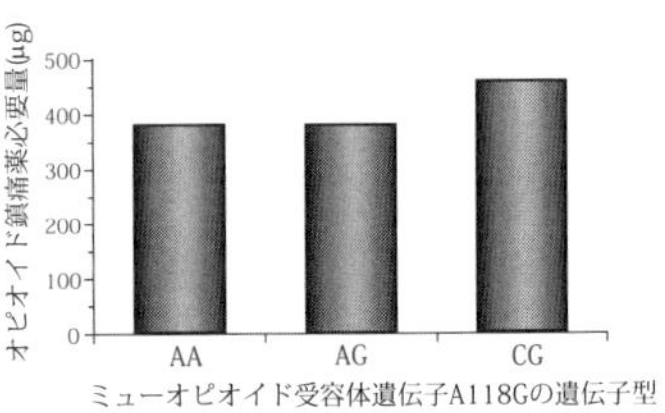

図 3-12　μオピオイド受容体遺伝子多型のタイプによって異なる鎮痛薬感受性

ヒトμオピオイド受容体遺伝子の A118G という遺伝子多型が GG のタイプの人は，それ以外のタイプの人と比べて，より多くの鎮痛薬を必要とする（文献 14 を基に作成）.

5　テーラーメイド緩和医療

ゲノム科学の進展により、個々人の遺伝子に合ったテーラーメイドな医療が実現しつつある。このようなテーラーメイド医療は、緩和医療にも適応できるのだろうか。研究開発の進捗状況や問題点を紹介する。

(1) テーラーメイド医療の流れ

本章4節で述べたように、ヒトゲノム計画やHapMap計画によって、ヒトの遺伝子配列に関する情報が蓄積されている。図3-13に示すように、これらの遺伝子情報と、遺伝要因が考えられる個人差との間の関係を解析し、関連が明らかになれば、その後は個々人の関連遺伝子多型を判定するだけで疾患脆弱性や薬剤感受性などを予測することができ、個々人の遺伝子にあった医療を提供することができる。このようなテーラーメイド医療は、

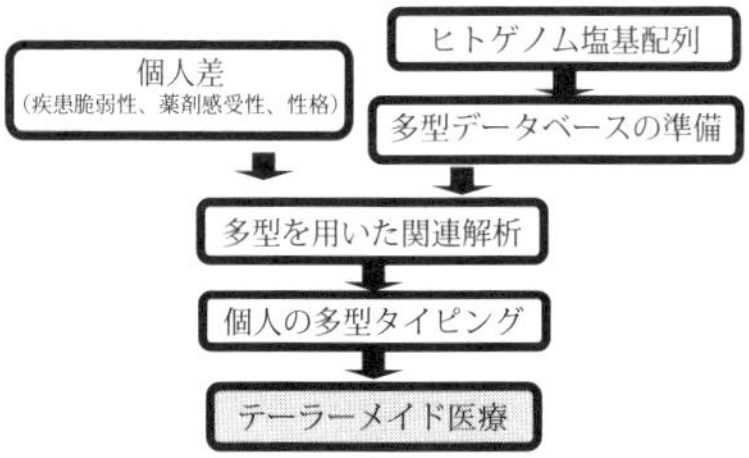

図3-13　テーラーメイド医療への流れ
ヒトゲノムプロジェクトによってヒトの遺伝子配列は一通り明らかにされた．現在はヒト個人間の遺伝子配列の違いのデータベースが準備されている．一方，疾患脆弱性，薬剤感受性，性格などのさまざまな個人差は，一部は遺伝要因によって決まっている．これらの個人差と遺伝子多型との間の関係を一度明らかにすれば，その後は遺伝子多型を調べるだけで個人差を予測できる．このような方法によって，個々人の遺伝子に合ったテーラーメイドの医療を提供することができるようになる．

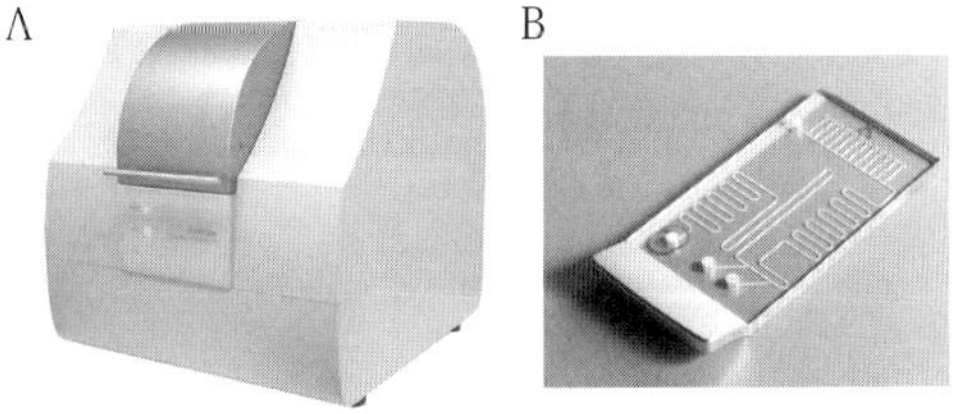

図 3-14　遺伝子型の迅速判定装置の例

A：血液一滴から1時間以内に遺伝子多型のタイプを判定する装置の例．B：装置に装着する解析チップの例．

すでに抗がん剤で強い副作用が出るかどうかを遺伝子多型の判定によって予測して投与する抗がん剤を選定するなど、医療に活かされ始めている。また、このような技術は薬の開発でも大きな役割を果たすと考えられている。製薬会社が新薬を開発するとき、多くの薬は一部の人で深刻な副作用が出るために途中で開発を打ち切らざるをえない。遺伝子多型判定によって、その一部の人をあらかじめ特定して投与をやめることができれば、莫大な開発費をかけて開発した薬を無駄にすることなく、副作用が出ないタイプの患者の治療薬として活かすことができる。医療現場ですぐに遺伝子判定する技術も開発されている。図3-14に示すような装置を用いれば、血液一滴から一時間以内に特定の遺伝子多型のタイプを知ることができる。

このように、テーラーメイド医療への期待は大きく、着々と研究開発が進められているが、問題点もある。おそらく最大の問題点は、自分の遺伝子配列を解読されることへの抵抗感であろう。前述したように遺伝子配列解析技術は日進月歩であり、人一人の遺伝子配列すべてを解読する時間はますます短くなっている。究極の個人情報ともいえる遺伝情報のすべてをあっという間に解読されてしまうことになれば、大きな不安を感じるのは当然である。このような不安やリスクを取り除くために、政府はさまざまな倫理指針を出している。ヒトゲノム遺伝子を研究するためには、文部科学省・厚生労働省・経済産業省の三省合同の「ヒトゲノム・遺伝子解析研究に関する倫理指針」（コラム6参照）を遵守する必要がある。また、臨床研究を行うためには、厚生労働省の「臨床研究に関わる倫理指針」を遵守する必要がある。さらに、診療に影響する臨床研究を行う場合は、あらかじめ「臨床試験登録」をして、研究計画を公開するとともに、研究の進捗状況も定期的に公開する必要がある。

過度に遺伝子多型解析を心配する人もいるが、特定の遺伝子多型の解析をすることは、血液型を調べることと本質的に変わらない。血液型も遺伝子配列で決まっているものである。前述したように遺伝子多型は一％以上の頻度で存在するものであり、遺伝子多型がどのタイプでも日常生活に支障はない。ただ、輸血するときに血液型が合っていないと凝固してしまうように、ある薬物を使うときに遺伝子多型のタイプがわかっていないと不必要に多くの薬物を投与してしまったり、逆に投与量を足りなくしてしまうリスクがある。遺伝子に関する正しい知識を普及し、遺伝子配列解析の有用性とリスクを理解したうえで、適切にテーラーメイド医療を進めていく必要があるであろう。

(2) 鎮痛薬適量の予測

テーラーメイド緩和医療として近々実現しそうなこととして、遺伝子検査による鎮痛薬適量の予測がある。本章4節で述べたように、すでに鎮痛薬の効き方と関連する遺伝子多型がいくつも見つかっている。図3-15に示すように、現在では時間と労力をかけて試行錯誤によって患者ごとの適量を見出しているが、将来はこれらの鎮痛薬感受性関連遺伝子多型の判定によって患者ごとの適量を予測し、

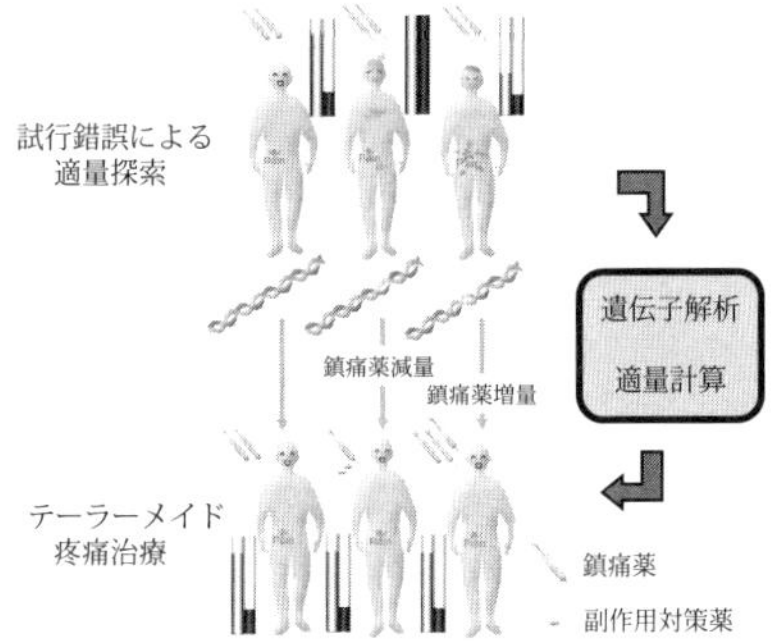

図 3-15　テーラーメイド疼痛治療の概念図

個々人にとっての鎮痛薬適量は，現在は試行錯誤を経て見つけ出されているが，鎮痛薬感受性と関連する遺伝子多型をあらかじめ解析すれば，適量を予測することができ，早期から適切な疼痛治療を行うことができる．

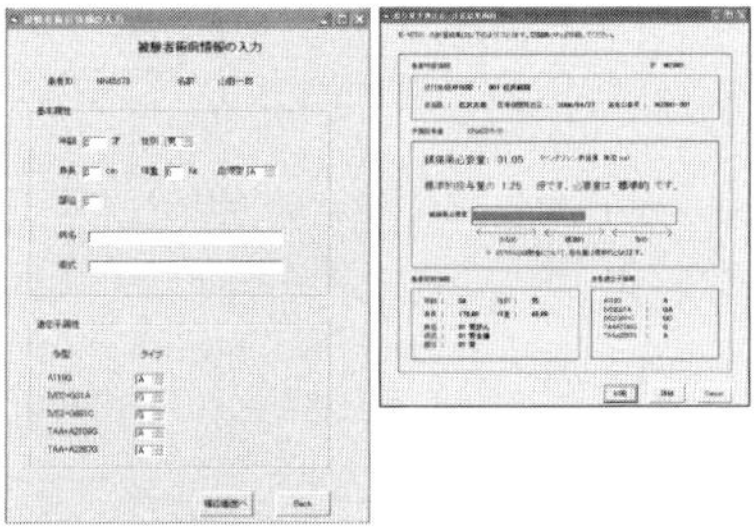

図 3-16　鎮痛薬適量を計算するソフトウェアの例

遺伝子多型情報やその他の患者情報を入力すれば，その患者さんにとっての鎮痛薬の適量を直ちに計算するソフトウェアの画面．関東経済産業局支援による東京都精神医学総合研究所とシースターコーポレーションとの共同開発．

最初から適切な量の鎮痛薬を投与できるようになると期待できる。遺伝子多型やその他の患者情報を入力すれば鎮痛薬の適量を計算するソフトウェアの試作品も完成している（図3-16）。前述の迅速遺伝子判定装置（図3-14）などで鎮痛薬感受性関連遺伝子多型を判定できるようになれば、このソフトウェアと組み合わせることで、鎮痛薬投与の一時間前に血液を一滴提供するだけで自分に合った鎮痛薬の量を投与してもらえるようになるであろう。

コラム5　遺伝子解析法

遺伝子解析には、遺伝子の塩基配列の解析、遺伝子多型・変異の解析、遺伝子発現の解析、エピジェネティクス解析など、さまざまな方法がある。

塩基配列解析（シーケンス解析）では、次世代型塩基配列解析装置が最近開発され、解析速度が格段に増した。億単位の塩基配列情報を得るには、従来はゲノム解析センターを作って数十人体制で数年かかっていたが、新しい装置を用いれば装置一台を一人で動かして数日で終わらせることができる。

遺伝子多型や遺伝子変異の解析法には、目的に応じてさまざまな方法がある。少ないサンプル数に関して少ない多型を迅速に判定するためには、血液一滴から一時間以内で判定する装置などが開発されている。大量の多型を一気に判定するためには、一枚のスライドグラスで一〇〇万以上の遺伝子多型解析を行う装置が普及している。多くのサンプルに関して少ない多型を解析するのに適した解析装置を用いれば、一多型に関して数千人分の解析をするのに一—二週間で終わる。

遺伝子配列は個体のすべての細胞でほぼ同じであるが、臓器やその中の部位、また環境などによってはたらく遺伝子が異なる。遺伝子の情報がＲＮＡを介して蛋白質となって機能することを遺伝子が発現するという。遺伝子発現を解析する方法にもさまざまな方法があるが、たとえば、約二万二〇〇〇個といわれるヒトゲノム遺伝子のほぼすべての発現を一気に調べる装置がある。また、特定の遺伝子の発現を定量的に調べるためには、定量PCR法という方法が用いられることが多い。

遺伝子やヒストンという遺伝子が巻きついている蛋白質に対して後天的な修飾（メチル化やアセチル化など）が起こると、遺伝子発現が大きな影響を受ける。このような現象の研究分野をエピジェネティクスといい、最近急速に研究が進んでいる。エピジェネティクス解析でも、網羅的な解析装置が登場している。

このような遺伝子解析法は、すでに親子鑑定や犯人の特定などにも応用されており、研究面だけでなく、社会で用いられている。ごく一部では、科学的根拠が乏しい状況のまま遺伝子検査をビジネス化している例も見受ける。科学の進歩に法整備が追いついていない今日では、このような検査を受ける被験者としては、信頼の置ける機関が実施あるいは斡旋している検査かどうかを見極める必要がある。

コラム6　ヒトゲノム・遺伝子解析に関わる倫理指針

遺伝子情報は究極の個人情報といえる。当然その取り扱いには倫理的な配慮が必要である。ヒトのゲノム遺伝子を解析する場合、文部科学省・厚生労働省・経済産業省の三省合同の「ヒトゲノム・遺伝子解析研究に関する倫理指針」を遵守する必要がある。この指針は、「人間の尊厳及び人権が尊重され、社会の理解と協力を得て、ヒトゲノム・遺伝子解析研究の適正な推進が図られることを目的に、すべてのヒトゲノム・遺伝子解析研究に適用され、研究現場で遵守されるべき倫理指針」として二〇〇一年三月二九日に策定された。その後、二〇〇四年一二月二八日に全面的に改正され、二〇〇五年六月二九日と二〇〇八年一二月一日に一部の改正がなされている。最新版は、http://www.lifescience.mext.go.jp/files/pdf/40_126.pdf からダウンロードできる。また、「ヒトゲノム・遺伝子解析研究に関する倫理指針」についてのQ&Aが二〇〇五年三月一八日に出され、次のサイト http://www.lifescience.mext.go.jp/files/pdf/42_134.pdf からダウンロードできる。

この指針では、研究責任者、研究を行う機関の長、個人情報管理者、倫理審査委員会のそれぞれの責務や、インフォームド・コンセントや研究試料の取り扱いなどについて詳しく記載されている。

指針策定の背景には、一九九〇年にヒトゲノム計画が始まりヒトゲノムの研究が急速に進み、倫理的な問題への対処が避けて通れない状況になったことがある。そして、直接的なきっかけとなったのは、一九九七年にユネスコ総会で採択された「ヒトゲノムと人権に関する世界宣言」である。二〇〇三年に「ヒト遺伝情報に関する国際宣言」がユネスコ総会で採択されたことも、二〇〇四年の指針の全面改訂に繋がった。

関連する指針として、遺伝医療関連一〇学会が合同で、「遺伝学的検査に関するガイドライン」を二〇〇三年に策定しており、このガイドラインは次のサイト http://www.congre.co.jp/gene/11guideline.pdf からダウンロードできる。

倫理指針が緩すぎると、興味本位の個人情報の暴露がなされたり、遺伝子の違いによって差別が生み出されたりする。一方、倫理指針が不必要に厳格すぎると、研究が進まなくなり、研究が進んでいれば救えたはずの命を失ったり、軽減できたはずの苦痛が与え続けられてしまったりする。医療保険や生命保険の契約の際に遺伝子配列情報を考慮するかどうかなど、遺伝子解析はさまざまな身近なことがらと密接に関係している。倫理指針は、その時々の社会の状況に合うように、定期的な改訂が必要である。

コラム7　国際 HapMap 計画

ヒトゲノム計画により、ヒトの遺伝子塩基配列は一通り解読された。そこで次に、ヒトの病気や薬に対する反応性に関わる遺伝子を発見するための基盤を整備するプロジェクトとして、国際 HapMap 計画が二〇〇二年に開始された。この計画は、カナダ、中国、日本、ナイジェリア、英国、米国の科学者と各国政府、財団などの協力により行われており、ヒト個人間の遺伝子塩基配列の違いの共通パターンを解明するプロジェクトである。国際 HapMap 計画の公式ホームページは、http://www.hapmap.org/index.html.ja であり、最新のデータベースにアクセスすることができる。

ヒトの遺伝子配列には、遺伝子多型と呼ばれる、人類の間で一%以上の頻度で存在する配列の違いがある。遺伝子多型のなかで最も数が多いのは、一つの塩基の配列が違っている一塩基多型(single nucleotide polymorphism：SNP、スニップと読む)であり、一〇〇〇万ほど存在すると考えられている。これらの遺伝子多型は、ばらばらに遺伝するのではなく、配列上で近くにある複数の遺伝子多型がブロック単位で遺伝する(このことを、専門的には連鎖不平衡という)。したがって、ブロック内の一部の遺伝子多型を調べるだけで残りの遺伝子多型のタイプを推測することができる。このようなブロックを代表するSNPをtagSNP(タグスニップと読む)という。HapMap計画では、ヒトの遺伝子多型を網羅的に明らかにし、その間の関係(ブロックを形成するかどうか)を解析してブロックを同定し、tagSNPを選定する。なお、連鎖する(関連する)遺伝子多型の組み合わせをハプロタイプと呼ぶ。計画名のHapMapとは、haplotype map(ハプロタイプマップ)の略である。

二〇〇五年に四つの人類集団(白人ヨーロッパ系アメリカ人(ユタ州民)、アフリカ人ナイジェリアのヨルバ族、中国人、日本人)を対象としたフェーズ1が終了し、データが公開された。二〇〇九年現在ではフェーズ3が進行中であり、一一の人類集団でのデータが蓄積されつつある。

このような遺伝子多型のデータベースが構築されつつある背景には、多くのボランティアからの検体の提供がある。ボランティアの募集は、インターネットなど、さまざまなメディアを通じてなされている。

コラム8　がん対策基本法

国民の死因第一位であるがんに対する対策を充実させるために二〇〇七年に施行された法律。二〇〇六年の第一六四回通常国会において提出されスピード成立した議員立法。山本孝史参議院議員（二〇〇七年がんのため永眠）が自らのがんを国会で告白し早期成立を訴えたことも例外的なスピード成立につながった。①がんの予防及び早期発見の推進（がんの予防の推進、がん検診の質の向上等）、②がん医療の均てん化の促進等（専門的な知識及び技能を有する医師その他の医療従事者の育成、医療機関の整備等、がん患者の療養生活の質の維持向上、がん医療に関する情報の収集提供体制の整備等）、③研究の推進等、の三つを柱とする。がん対策基本法の全文はhttp://law.e-gov.go.jp/announce/H18HO098.html において公開されている。

特に、第十六条（がん患者の療養生活の質の維持向上）「国及び地方公共団体は、がん患者の状況に応じて疼痛等の緩和を目的とする医療が早期から適切に行われるようにすること、居宅においてがん患者に対しがん医療を提供するための連携協力体制を確保すること、医療従事者に対するがん患者の療養生活の質の維持向上に関する研修の機会を確保すること、その他のがん患者の療養生活の質の維持向上のために必要な施策を講ずるものとする」は、緩和医療と密接に関係している。

本法律の施行を受け、各都道府県でがん対策推進計画が策定され、実施されている。東京都の場合は、計画は http://www.fukushihoken.metro.tokyo.jp/iryo/iryo_hoken/gankyougikai/index.html よりダウンロードすることができ、東京都立駒込病院と財団法人癌研究会有明病院が「都道府県がん診療連携拠点病院」、東京大学医学部附属病院や日本大学医学部附属板橋病院など一二の病院が「地域がん診療連携拠点病院」、東京慈恵会医科大学附属病院など一〇病院が「東京都認定がん診療病院」に指定されている。

文　献

1 McMahon SB and Koltzenburg M. Wall and Melzack's Textbook of Pain 5th Edition, Philadelphia: Elsevier Churchill Livingstone, 2006

2 Kakigi R, Nakata H, Inui K, Hiroe N, Nagata O, Honda M, Tanaka S, Sadato N, Kawakami M. Intracerebral pain processing in a Yoga Master who claims not to feel pain during meditation. Eur J Pain 9: 581-589, 2005

3 Wolfe F, Ross K, Anderson J, Russell IJ, Hebert L. The prevalence and characteristics of fibromyalgia in the general population. Arthritis Rheum 38: 19-28, 1995

4 Shigeta Y, Kasai S, Han W, Hata H, Nishi A, Takamatsu Y, Hagino Y, Yamamoto H, Koide T, Shiroishi T, Kasai K, Tsunashima K, Kato N, and Ikeda K. Association of morphine-induced antinociception with variations in the 5' flanking and 3' untranslated regions of the mu opioid receptor gene in 10 inbred mouse strains.

Pharmacogenet Genomics 18: 927-936, 2008
5 Ikeda K, Ide S, Han W, Hayashida M, Uhl GR, Sora I. How individual sensitivity to opiates can be predicted by gene analyses. Trends Pharmacol Sci 26: 311-317, 2005
6 Ikeda K, Kobayashi T, Kumanishi T, Yano R, Sora I, Niki H. Molecular mechanisms of analgesia induced by opioids and ethanol: is the GIRK channel one of the keys? Neurosci Res 44: 121-131, 2002
7 Han W, Kasai S, Hata H, Takahashi T, Takamatsu Y, Yamamoto H, Uhl GR, Sora I, Ikeda K. Intracisternal A-particle element in the 3' noncoding region of the mu-opioid receptor gene in CXBK mice: a new genetic mechanism underlying differences in opioid sensitivity. Pharmacogenet Genomics 16: 451-460, 2006
8 Ikeda K, Kobayashi T, Kumanishi T, Niki H, Yano R. Involvement of G-protein-activated inwardly rectifying K+ (GIRK) channels in opioid-induced analgesia. Neurosci Res 38: 111-114, 2000
9 Kobayashi T, Ikeda K, Kojima H, Niki H, Yano R, Yoshioka T, Kumanishi T. Ethanol opens G-protein-activated inwardly rectifying K^+ channels. Nat Neurosci 2: 1091-1097, 1999
10 有田英子、井関雅子、佐伯茂、加藤実、表圭一、小川節郎、並木昭義、花岡一雄、痛みの客観的測定法：Pain Vision、ペインクリニック 29: 115-122, 2008
11 Nielsen CS, Stubhaug A, Price DD, Vassend O, Czajkowski N, Harris JR. Individual differences in pain sensitivity: genetic and environmental contributions. Pain 136: 21-29, 2008
12 LaCroix-Fralish ML, Mogil JS. Progress in Genetic Studies of Pain and Analgesia. Ann Rev Pharmacol Toxicol 49: 97-121, 2009
13 Kasai S, Hayashida M, Sora I, Ikeda K. Candidate gene polymorphisms predicting individual sensitivity to opioids. Naunyn Schmiedebergs Arch Pharmacol 377: 269-281, 2008
14 Fukuda K, Hayashida M, Ide S, Saita N, Kokita Y, Kasai S, Nishizawa D, Ogai Y, Hasegawa J, Nagashima M, Tagami M, Komatsu H, Sora I, Koga H, Kaneko Y, Ikeda K. Association between OPRM1 gene polymorphisms

and fentanyl sensitivity in patients undergoing painful cosmetic surgery. Pain in press

15 Hayashida M, Nagashima M, Satoh Y, Katoh R, Tagami M, Ide S, Kasai S, Nishizawa D, Ogai Y, Hasegawa J, Komatsu H, Sora I, Fukuda K, Koga H, Hanaoka K, Ikeda K. Analgesic requirements after major abdominal surgery are associated with OPRM1 gene polymorphism genotype and haplotype. Pharmacogenomics 9: 1605–1616, 2008

16 Kobayashi D, Nishizawa D, Kasai S, Hasegawa J, Nagashima M, Katoh R, Satoh Y, Tagami M, Hayashida M, Fukuda K, Ikeda K. Association between analgesic requirements after major abdominal surgery and polymorphisms of the opioid metabolism-related gene ABCB1. In: Acute Pain（Columbus F, ed）, New York: Nova Science Publishers, in press

17 Nishizawa D, Nagashima M, Katoh R, Satoh Y, Tagami M, Kasai S, Ogai Y, Han W, Hasegawa J, Shimoyama N, Sora I, Hayashida M, Ikeda K. Association between KCNJ6（GIRK2）gene polymorphisms and postoperative analgesic requirements after major abdominal surgery. PLoS One 4: e7060, 2009

第4章　がんの痛みのいろいろ——症状に応じた治療法

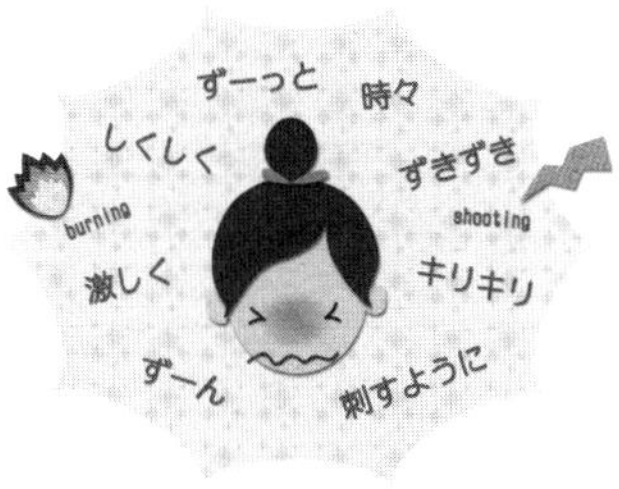

どんな痛み？

がんの痛みの多くは進行性であるが、ときに急性増悪《ぞうあく》を起こしたり、慢性的な痛みに移行したりすることも多い。そして、一人の患者にいろいろな痛みが同時に起こる場合もある。人間の痛みの特徴として最も強い痛みが中心となって感じられ、その他の痛みはその痛みによって抑制されるという性質もある。このために局所的な痛みの治療によって、隠れていた痛みが新たに出現する場合もある。このように、がんの痛みといっても患者やがんの種類によってさまざまであり、それぞれの痛みの特徴や状態に応じて的確に評価し治療しなければならない。

そのため、がん患者の痛みを治療、ケアするためには、痛みの種類、性質、評価法、治療法だけでなく、痛みの性質の変化、治療による痛みの変化、そして痛みが何によって低下し、何によって悪化するかなどに関しても知っておく必要がある。本章では、がんの痛みについて、その種類、性質、治療法について分類・解説し、痛みが治療法によってどのように変化することがあるか紹介したい。

1　がんの痛み治療の現状

がん患者の痛みを可能な限り早急に改善するためには、痛みの程度、性質を適切に診断し、鎮痛薬による薬物療法を中心とした適切な鎮痛法を施すべきである。薬物療法としては、一九八六年にＷＨＯが発表したがん疼痛治療指針に基づき強オピオイドであるモルヒネを中心とした治療法が次第に浸透してきている（文献1）。ＷＨＯ方式によってがん性疼痛患者の八〇―九〇％の患者が痛みから解放されるとされている。しかし、神経障害性（因性）疼痛のようにモルヒネに反応しにくい痛みに対する薬物療法はいまだに不十分であり、それに対する鎮痛補助薬などの有効性に関する研究、およびそれらを適切に使用するためのガイドラインの作成が必要である。二〇〇七年四月よりがん対策基本法も施行され（文献2）、患者の居住する場所によらず、科学的な知見に基づくがんの治療（痛みの治療も含め）が行われるようにすることが、医療者にとっての目標となっている。そしてそれを実践するためには、施設間の連携、職種の連携がよりいっそう求められている。

2　がんの痛みの種類と性質

がん患者にみられる痛みは、発生要因により、①がん（悪性腫瘍）自体が原因となっている痛み、②化学療法、放射線療法、手術療法など、治療によって起こる痛み、③その他の痛み、に大きく分けられる（文献3）（表4-1）。

表4-1のようにがんの痛みは発生要因により多くの種類に分類される。しかし、痛みの発生、伝達、認知、変調という点では共通点があり、発生要因とは別に、その性質（原因や発生部位）により侵害受容性疼痛の（1）体性痛（somatic pain）、（2）内臓痛（visceral pain）および（3）神経障害性疼痛（neuropathic pain）（純粋型、混合型）に分けられる（図4-1）。また、それらはそれを自分である程度調節する力である（4）生体内での痛みの調節（modulation）が行われているとも言

表 4-1　がん患者に見られる痛みの種類

【発生要因による分類】

がん（悪性腫瘍）自体が原因となっている痛み[1)]

軟部組織浸潤の痛み

　骨（骨浸潤，転移など）の痛み[2)]

　初期の骨膜刺激の痛み（体性痛）

　転移が増大し神経を圧迫することによって起こる痺れ，痛み（神経障害性疼痛）

　四肢の骨の病的な骨折による急激な激烈な痛み（急性痛，体性痛）

化学療法、放射線療法、手術療法など，治療によって起こる痛み（図 4-1）

　化学療法時の四肢の末梢神経障害[4)]

　放射線療法時の口内炎

　腫瘍切除に伴う上肢，下肢切断後の幻肢痛[3)]

　断端肢痛[3)]

　肺の手術後の開胸後痛[3)]

その他の痛み（疾患とは関係の無い痛み）

　褥創の痛み

　筋肉痛

【痛みの性質（原因及び発生部位）による分類】

侵害受容性疼痛（nociceptive pain）

　体性痛（somatic pain）

　内臓痛（visceral pain）

神経障害性疼痛（neuropathic pain）

　純粋型

　混合型

1）侵害受容性疼痛と神経障害性疼痛の混合型が多いが，腹腔内に腫瘍が進展して起こる痛みの場合は侵害受容性疼痛であり，初期には内臓痛，次第に腹膜などに浸潤し体性痛を伴う．

2）同じ場所の痛みであっても時期によって強さも性質も変化する．

3）ほとんどが神経障害性疼痛であるが，開胸後痛，断端肢痛の場合，がんの再発自体の痛みが共存している場合がある．

4）ビンクリスチン，シスプラチン，パクリタキセル，オキザリプラチンなどは，四肢末端の手袋，靴下型の痺れを中心とする神経障害性疼痛を起こすことが多い，通常，治療の終了とともに消退するが，難治性の痺れ，疼痛を残す場合も稀に見られる．

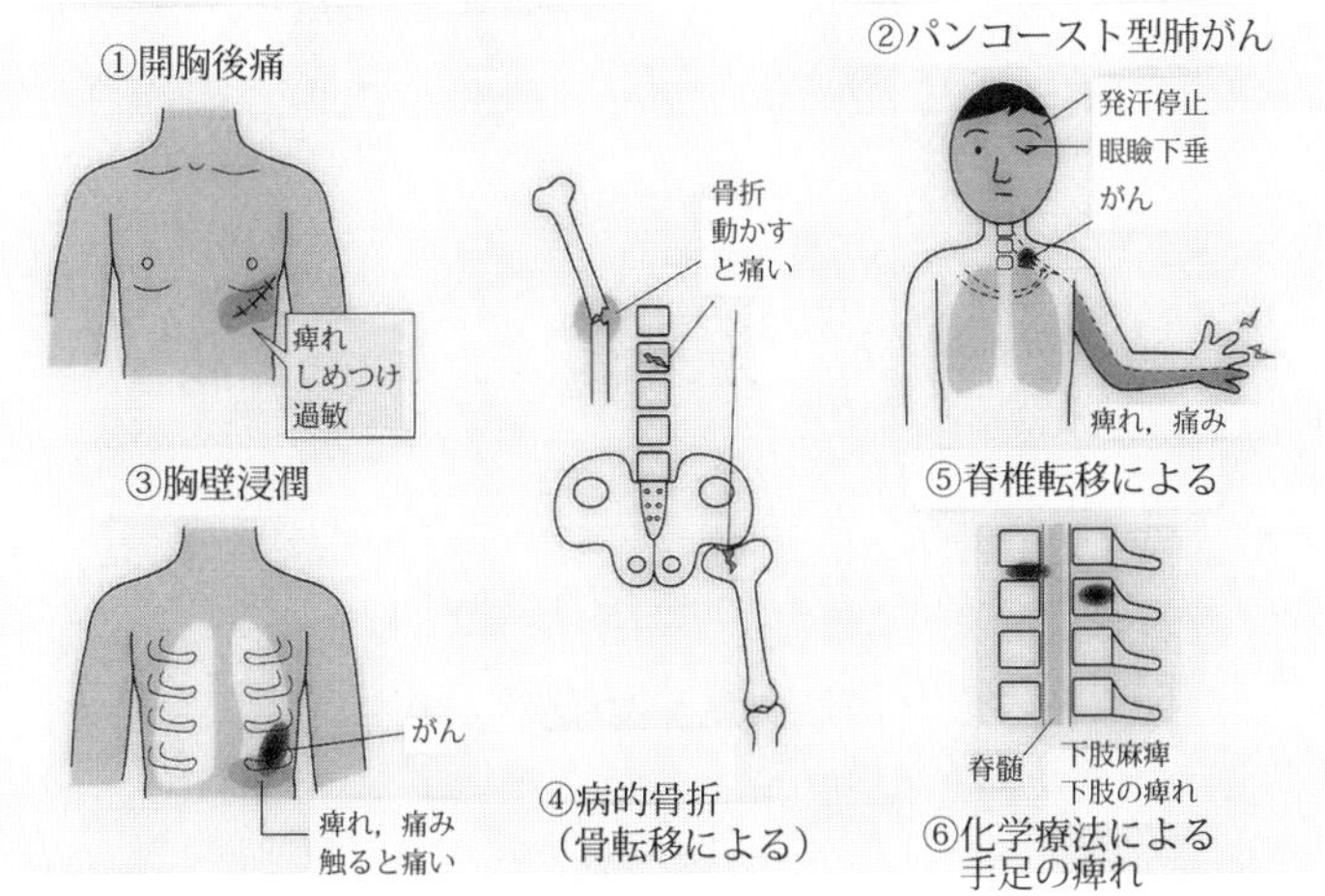

図 4-1　肺がんに見られる痛み

われている。それぞれの機序に関して以下に説明する。

(1) 体性痛

皮膚の炎症などによって起こる体性神経への刺激は、皮下にある神経自由終末を刺激して神経に起動電位を起こす（transduction）。体性神経の痛みを伝える神経線維は、Aδ線維（伝達速度：六―三〇m／秒）とC線維（伝達速度：〇・五―二m／秒）があり、身体末梢での痛みの刺激はこれらの線維によって伝達され（transmission）、イオンの流れとして電気的に脊髄の後角に伝えられる。そこで痛みの刺激は神経の終末のシナプスに達すると、化学的な伝達物質（グルタミン酸、サブスタンスPなど）が放出され、一次細胞から二次細胞に伝達される。痛み刺激はその後、脊髄の対側（外側）にある脊髄視床路を通り脳幹部の視床へ伝えられ、大脳皮質へ投射されて痛みとして認知される（文献4）（perception of pain）。これが体性痛である（図4-2）。

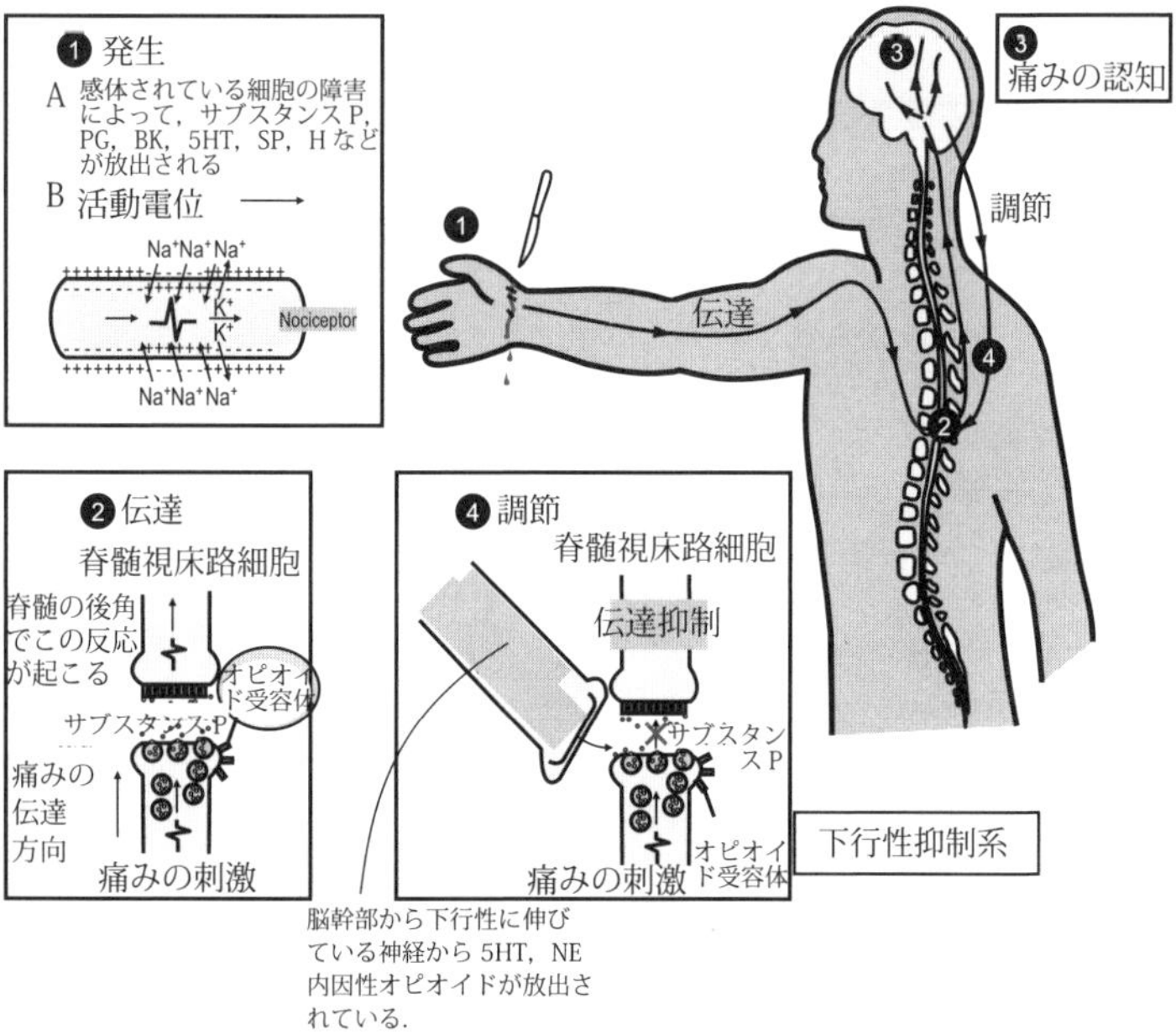

図 4-2　痛みの伝達と下行性抑制系

（2） 内臓痛

一方、内臓痛は、実質臓器の牽引や腫脹による皮膜の伸展や管空臓器の内圧上昇による刺激によって惹起される疼痛である。膵臓がん、胃がん再発などの痛みが該当する。この場合、分布する侵害受容器は体性痛と同様にAδとC線維の自由終末である。内臓神経の求心路はその臓器を支配している交感神経で、脊髄後根から後角に入り他の体性神経と同様に上行していると考えられている。内臓の支配領域と同じ高さの脊髄神経による痛みが内臓の痛みに付随して起こることを関連痛というが、これらは以上のような走行が関与していると考えられている。しかし、最近、後索—内側毛帯系も内臓の求心路として確認され、その破壊術ががん性疼痛に効くことが報告されている。内臓の痛みは体性神経とは少し異なり、内臓の痛みの受容体から交感神経の線維を通し、腹腔神経叢を介して、大動脈の背側と脊椎の前面を通り、胸神経六から一二の交感神経幹を介して脊髄の後角にはいり、痛みとして体性神経と同様に脳に伝えられる。

(3) 神経障害性疼痛

正常な痛みの伝達だけでは痛みの持続、慢性化は説明できない。痛みの慢性化の一つの要因として神経障害性疼痛がある。神経障害性疼痛の発生機序として、痛みの伝達の中で脊髄後角の二次細胞の過敏化(central sensitization)による原因が機序の一つとして考えられている。(文献5)上記の通常の痛みの伝達の中で痛み刺激が二次細胞にある一定以上の頻度(〇・三Hz以上)で伝えられると、脊髄内の二次細胞の過敏化が起こることにより、中枢への刺激が継続して行われ、神経障害性疼痛を発生させると考えられている。それに関わっている受容体が、興奮性アミノ酸であるグルタミン酸、アスパラギン酸などの受容体であるN-methyl-D-aspartate(NMDA)受容体である。これはNMDA受容体拮抗薬であるケタミンが神経障害性疼痛に対して有効であるという根拠になっている。肺がん術後の開胸後痛などがんが存在しない場合には純粋型の神経障害性疼痛であることが多く、再発を伴ってその痛みが加わると体性痛と神経障害性疼痛が混合した痛みを呈することが多い。

(4) 生体内での痛みの調節

身体への侵害刺激は痛みとして伝達されるが、gate control theoryでは脊髄後角第二層にある細胞が痛みの入力を制御（調節）することが述べられている。(文献6) この理論のみでは痛み調節のすべては説明付けられないが、生体が本来自分で痛みを減弱させる力を持っているということを明らかにした。痛みを取り除くためには、痛みの経路を化学的、物理的に遮断すること（神経ブロック、コルドトミーなど）が主流であった時代から考えると、自分がもつ〝痛みをコントロールする力〟を強めるという考え方は、もともと神経障害、神経の損傷を契機としている神経障害性疼痛の治療においても理にかなうものと思われる。特に重要な抑制系は、視床下部、中脳水道灰白質、大縫線核、青斑核が関与している下行性抑制系（図4-2）である。体性痛、内臓痛ともに二次細胞にいたるシナプスでは、シナプス前およびシナプス後に中脳、橋、延髄からの下行性の抑制性の刺激の入力をうけており、痛みは常に上位中枢からの調節である変調（modulation）を受けていると考えられている。それに加え内因性鎮痛物質（β-エンドルフィン、エンケファリン、GABA）なども痛みの抑制に関与していると考えられている。また、経皮的電気刺激療法（transcutaneous electrical nerve stimulation：TENS）や鍼なども この機序を介していると言われている。情動による痛みの変化には、生体がもともと持っている鎮痛機序が大きく関与していると考えられ、痛みだけでなくそれに影響するさまざまな因子を考慮することは、がんの難治性の痛みの治療に重要であると考えられる。

3　骨転移痛

高齢化社会における悪性腫瘍の罹患患者の増加、再発・転移がん患者における治療法の進歩による生存期間の延長により、骨転移を有する患者が増加している。特に前立腺がん、乳がんでは約七〇%に骨転移が併発し、肺がん、膀胱がん、甲状腺がんにおいても少なからず骨転移がみられる。このような骨転移がさまざまな臨床症状を惹起し、患者の日常生活の制限、睡眠障害などQOLの低下を招いていることが多い。

骨転移の痛みについてはこれまで不明な点が多かったが、最近骨痛の動物モデルも開発されて次第に解明されつつある。初期の痛みの多くはWHO方式によって非ステロイド性抗炎症薬（non-steroidal anti-inflammatory drugs: NSAIDs）とオピオイドの併用療法で解決されることも多いが、骨の変形、病的骨折などにより、その痛みは神経障害性疼痛を伴ったり、緊急の対応を要するような激痛になったり、オピオイドが効きにくいなどさまざまな痛みの様相を呈する。また、臨床症状としては、安静時痛、突発痛（体動時痛も含め）、神経障害性疼痛だけでなく、運動機能障害、高カルシウム血症、脊髄圧迫による下肢麻痺、骨髄浸潤による骨髄抑制なども加わることが多い（図4-3）。したがって、骨転移の痛みへの対応は、その機序、経過、治療法を運動機能障害、電解質機能障害も含めて理解し、多科、多職種が連携して包括的に行う必要がある。

（1）骨転移痛の機序と薬物療法

骨のなかでも骨膜、骨髄、骨皮質は知覚神経、交感神経の支配をうけている部位であり、この部分が中心となり痛みを感じる。外傷、腫瘍細胞からの刺激、血流障害などが骨痛の原因であることが多

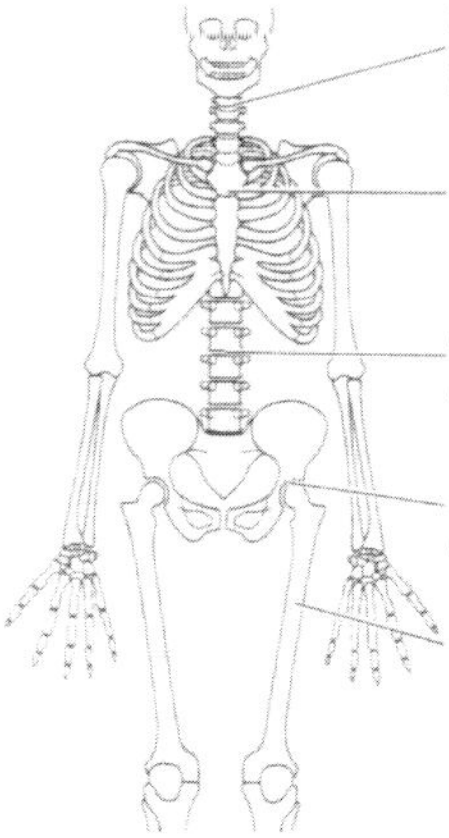

図 4-3　骨転移による影響（文献 9）

い。骨膜の機械的な伸展はそのなかでも最大の原因であると言われている。しかし、伸展以外の要因により痛みが引き起こされることも知られており、その一つががん細胞から産生される発痛物質である。プロスタグランジン（prostaglandin：ＰＧ）、エンドセリン（endothelin：ＥＴ）、インターロイキン（interleukin：ＩＬ）、腫瘍壊死因子（tumor necrosis factor：ＴＮＦ）などがそうである。特にｐＧとＥＴはその作用の抑制によって鎮痛効果が得られることも知られている。NSAIDsは、アラキドン酸カスケードの中でＰＧを産生する酵素であるシクロオキシゲナーゼ（ＣＯＸ）を抑制することにより鎮痛効果を示す。がん細胞やがんと関連した大食細胞（マクロファージ）はＣＯＸを発現し、高濃度のＰＧを産生しており、臨床上でNSAIDsの鎮痛効果はそれに基づいたものであると考えられる。ＣＯＸには、生体内の機能維持に関係するＣＯＸ-１と炎症などが存在すると増加してくる誘導型のＣＯＸ-２が存在することが知られている。ＣＯＸ-２選択型のNSAIDsの使用によって胃腸障害の軽減などが図られ、長期使用によっても安全性が高まる可能性があるが、その鎮痛効果に関しての評価はまだ一定していない。ETに関してはまだ臨床的な評価を得るには至っていない。ビスフォネートはピロリン酸類似体でありカルシウムイオンと高い親和性を示すため、骨皮質と結合する。そしてATPやコレステロールの合成を阻害することにより、破骨細胞のアポトーシスを誘導し骨転移痛を抑制することが報告されている(文献7)。

(2) 骨転移痛の基本的な治療法

痛みの治療としては、がん病巣の根本的な除去、根治または病巣の拡大を抑制し縮小につながる治療が可能であればそれが優先される。それには手術による病巣の除去、化学療法、放射線療法が前提となる。特に放射線療法の適応は骨転移痛に対しては第一選択であることが多く、鎮痛薬による薬物療法は放射線療法へのつなぎの期間に行われることが多い。そして放射線療法の効果がみられた場合は、鎮痛薬の投与量を減量するといった過程をとることも多い。総じて、痛みに対する薬物療法は、がんの治療中から併用されるべきであり、がんの治療が継続できない場合でも、痛みを含めた患者の苦痛に対する治療は継続される。骨転移痛の治療は、痛みの治療医と放射線治療医、放射線診断技術(interventional radiology：ＩＶＲ)の専門医、整形外科医、リハビリの専門家との連携が重要であるといえる。表4-2に薬物療法を中心として説明する。

表 4-2　骨転移の治療法

安静時痛	通常の WHO 方式に基づいた薬物療法が有効であることが多い．骨の痛みであり．NSAIDs は胃潰瘍などの問題がない限りは必須である．また最近放射線の外照射以外に多発骨転移に対してストロンチウム 89 が適応となり（文献 8），放射線療法適応の幅が拡大している．高カルシウム血症を伴う場合には，ビスフォネートの適応が検討される．
体動時痛	薬物療法が効きにくい痛みであることが多い．オピオイド速放製剤が有効である場合には，予防的な投与を勧めている．安静時に痛みがない場合には，徐放製剤で増量すると安静時に相対的に過量となることもある．放射線療法が有効であることも多く，放射線治療医との連携が重要である．また，最近 IVR の専門家による骨セメント注入が，腰椎のがん転移などの場合には有効であることも多く，その他の骨転移に対してもラジオ波焼却によるがんの減量を含めた痛みの治療も検討されている．
病的骨折	最も激しい痛みを伴い，緊急に対応する必要がある．通常ギプスによる固定とともに牽引などにより，骨の偏位をさけることが行われる．外固定の場合には患者は体位変換もままならず，長期的にこれを行うことは避けるべきである．可能であれば手術による治療（プレート固定，ピンの挿入，人工骨頭など）が行われることが多い．全身状態が手術に適さない場合で血液凝固障害がない場合には硬膜外カテーテル挿入，神経ブロックなどが有効であることが多い．血液凝固障害がある場合には，オピオイドの持続皮下，静脈内注入が行われ，効果が薄い場合には NMDA 受容体の拮抗薬であるケタミンなどの併用が試みられる．
神経の圧迫	頭蓋底転移：頭蓋底の骨転移によって関連する脳神経の支配領域に痛み，しびれが出現する． 神経叢浸潤：頸神経叢症候群，腕神経叢症候群，腰仙骨神経叢症候群，腸腰筋症候群など神経叢への浸潤により関連する神経支配領域に痛み，しびれが起こる．いずれの痛み，痺れに対しても後述の鎮痛補助薬による薬物療法を行うが，放射線療法の適応をまず検討する必要がある． 脊髄圧迫：肺がんなどは病期では遅い時期に，乳がん，前立腺癌では比較的早期に骨転移が起こることが多い．脊椎転移の場合には早期には安静時痛，体動時痛が起こった場合でも薬物療法で対応できることがあるが，転移巣が拡大すると脊髄を圧迫する可能性が高くなる．圧迫が強くなるにつれ，痛みも次第に激化していく．しかし，脊髄を圧迫しきってしまうと（神経伝達遮断），下肢の麻痺とともに痛みは消失し，痺れ感もしくは無感覚の状態になる．脊髄麻痺になると死亡するまでベッドから離れることができなくなるため，患者の QOL を著しく障害する．また，頸部脊椎への転移による脊髄麻痺の場合には四肢麻痺となるため，精神的にも多大な苦痛を強いられることになる． 脊椎への転移がある場合には極力，脊髄麻痺を避けるため，放射線療法，疾患によっては化学療法などで疾患の治療を可能な限り行うことが将来の苦痛緩和につながることになる．

4　がんの治療に伴う痛み（文献10）

（1）手術に伴う痛み症候群

患者は、外科手術によりがんが除去される反面、①身体の一部の変形（欠如）、②神経の障害、切断における機能障害、③神経の障害、切断による神経障害性疼痛という苦痛を被ることになる。障害される神経の種類は、運動神経、感覚神経、自律神経など末梢神経すべてに及び、それぞれの障害によってその神経が司る機能障害を引き起こす。末梢神経障害の特徴は、多くの場合治癒するが、治癒までには長い期間が必要であり、その期間患者は身体的な苦痛だけでなく、精神的な苦痛に耐えなければならない。また、がん患者の場合は、がんの再発による痛みも含めた苦痛を伴うことになり、苦痛に対する薬物療法だけでなく、精神的なケアを含めた支持療法も並行して行う必要がある。手術に伴う苦痛の緩和は、緩和ケアが末期がんだけに行われるものではなく、がんと診断された時点で開始されるという本来の緩和ケアの構築にあたって重要な意味を持っている。

手術に伴う痛みは、術直後の急性の炎症性の痛みとその後に慢性的に継続する神経障害性の痛みに分けられる。後者は炎症がなくなり急性痛が消失した後に、末梢神経、神経叢の障害によって起こり、発生の機序は典型的な神経障害性疼痛である。手術直後の切開創の痛みに関してはもともと麻酔科領域で硬膜外モルヒネ注入法などによって対策が行われているが、これらの疼痛はむしろ術後、しばらくしてから起こってくることが多いため、麻酔科の手を離れた後に緩和医療科に依頼されることが多い。通常、ほとんどの術後痛は一週間以内で消失すると考えられている。

医療者は、神経障害性疼痛に関する知識がない場合に患者の痛みを信じることができないし、患者に対してはそのようなことは少ないという説明をすることが多い。患者は自分だけがおかしいのかと思い、痛みをひたすら我慢している場合も多い。このようなことを避けるためには、医療者、患者に対して治療によって起こる痛みがあることを教育していくことも必要である。また、難治性であるために痛みが起こってから治療するよりも、これらの疼痛を術中から予防することが重要であるという考え方が主張されている（文献11）。我々の外来を受診する中で多いものは、①乳房切断後疼痛、②頸部郭清後疼痛、③開胸後痛、④幻肢痛・断端肢痛、⑤骨盤内郭清後疼痛、⑥その他、である。基本的にはほとんどが神経障害性疼痛であり、後述する鎮痛補助薬（抗うつ薬、抗痙攣薬、抗不整脈薬、ＮＭＤＡ受容体拮抗薬）による治療が基本である。また、薬物療法のみでなく、精神的なケアも含めた全人的な苦痛に対する緩和ケアが求められている。

（2）化学療法に伴う痛み症候群

化学療法に伴う痛みとして紹介されるものは、①重症な口内炎の痛み、②末梢神経障害に伴う痛み、痺れなどである。①に関しては、通常の治療に伴う口内炎の痛みの治療、骨髄移植に伴う重篤な口内炎がある。骨髄抑制がみられる患者に対しては、血液細胞、特に血小板の機能に影響を与える鎮痛薬が制限される場合が多い。特にNSAIDsは血小板の抑制があるため、使用できないことが多い。弱い痛みに対しては、それにかわってアセトアミノフェンが使用される。それ以上の強さの痛み、もしくは経口投与ができない患者に対してはモルヒネが使用される。モルヒネは口内炎の痛みに対してもある程度有効であり、調節性がよいため使用頻度が高い。モルヒネを持続静注で使用する場合には、患者が自分でモルヒネを投与できるpatient-controlled analgesia（ＰＣＡ）法を用い良好な疼痛コントロールが可能である。②に関しては、化学療法に起因した用量依存性の難治性の末梢神経障害性疼痛が多く、それに対する痺れ、疼痛マネジメントは重要である。通常は治療が終了すれば自然に軽快していく場合が多い。しかし、軽快しない場合には緩和ケア的な対応が必要となる。頻度が多いのは、ビンカアルカロイド（ビンクリスチン、ビンブラスチンなど）、シスプラチン、最近ではパクリタキセル、オキザリプラチンによって起こる痺れを中心とした神経障害性疼痛である[文献12]。これらの神経障害性疼痛は、前述のように四肢の〝手袋―靴下型〟の末梢神経障害を起こし、四肢の痺れ痛みが患者の主訴である。この症状は化学療法の継続に関しての投与量を制限する副作用（dose-limiting side effect）であるため、軽快させることができれば治療の継続にもつながる。そのため、化学療法における末梢神経障害の治療法、予防法の確立が急務である。現状では、抗痙攣薬、抗うつ薬による薬物療法が中心となっているが、効果は一定ではない。

（3）放射線療法に伴う痛み症候群

①放射線性神経叢障害、②放射線性脊髄障害、③放射線照射後腸炎、④その他、に分類される。

放射線療法に伴う痛みも急性のものと慢性的に起こるものがある。急性のものはほとんどが炎症性、潰瘍性の疼痛である。頭頸部領域では、口内炎、咽頭炎、食道炎を起こし、骨盤照射では膀胱炎、外陰部潰瘍などを起こすことが痛みの主な原因である。基本的には局所の保存療法が中心となるが、口腔粘膜の場合には経口摂取の障害につながるため、局所麻酔薬などにより粘膜の感覚をブロックして経口摂取を行う必要もある。また、薬物療法としてはNSAIDsを使用するが、単独で調節がつかない痛みに対しては、コデイン、モルヒネを使用することも多い。過敏症状に対しては鎮痛補助薬を併用する方が鎮痛効果は高い。

5　がんの痛みの評価

鎮痛薬の選択と投与のタイミングを決めるためには、患者の痛みの特徴をできるだけ把握する必要がある。(文献12) ①痛みの強さ、②痛みの言葉による性質、③痛みのパターン（一日の中でいつが強いか）、④持続性か間欠的か、⑤突発的な痛み（breakthrough pain）があるかどうか、⑥痛みの増強因子、減弱要素、などをモニターする必要がある。痛みを評価するうえで最も大事なことは、患者の痛みの訴えを信じることである。痛みを完全に測ることは現状ではまだ不可能である。痛みを評価するには、基本的には患者の自己申告を基に行うべきである。

(1) 痛みの強さの評価と対策

痛みがあるかないかだけでなく、visual analogue scale（ＶＡＳ）、verbal rating scale（ＶＳＲ）または face scale（ＦＳ）で行うことが望ましい。まず、安静時の疼痛をできるだけ早く取ることを目標に定めることが重要である。痛みの定量化は鎮痛薬の効果を見るうえでも必要である。体性痛、内臓痛などの侵害性疼痛はＷＨＯ方式に従い NSAIDs を中心として第一段階から治療をはじめる。痛みに応じて第二段階のコデイン、第三段階の強オピオイドと変更していくことにより、良好な鎮痛が得られることが多い。もちろん可能な限りオピオイドと NSAIDs を併用することが望ましい。体性痛のなかでも骨転移の痛みや、炎症による痛みに対しては NSAIDs は併用の方がモルヒネ単独よりも効果が強いと考えられており、併用することが望ましい。オピオイドの副作用に対する対策は可能な限り予防的に行うべきである。基本的には弱い痛みに対しては弱い痛み止め、強い痛みに対しては強い痛み止めで対応し、患者の痛みの状態に合わせて臨機応変に対応することが必要である。

（2）痛みの性質の評価と対策

性質の評価はマギール疼痛評価表を使用する（文献13）。マギール疼痛評価表などの言葉による痛みの性質の評価によって、神経障害性疼痛の診断、鎮痛補助薬の適応を示している報告がある。神経圧迫や神経が傷害されているときに起こる痛みに対しては、焼け付くような、疼くようなという持続的な不快な痛み、ちくちく、刺すような、といった間欠的な不快な痛みを区別することが治療において重要なポイントとなることが多い。持続的な不快な痛み、痺れに対しては抗うつ薬が適応となる。間欠的な不快な痛み、痺れに対しては抗けいれん薬が適応となる。また、抗不整脈薬や神経障害性疼痛の原因と考えられているNMDA受容体の拮抗薬であるケタミンも有用である。

(3) 痛みのパターンの評価

鎮痛薬の投与のタイミングを図るうえで、一日の中でいつが痛いかという痛みのパターンは重要な評価ポイントである。定期的に間欠的疼痛が強くなる場合には、予防的な投与を考えることができる。特に体動時痛に対しては予防的な投与を試してみることは有用である。

(4) 持続的な痛みと間欠的な痛み

がんの痛みには侵害性疼痛であっても持続的な痛みと間欠的な痛みがある。まずは持続的な痛みに対する対応を考えることが重要である。これに対しては、モルヒネの徐放錠が選択されるべきである。痛みが安定している場合には、長時間作用性の薬剤で調節することが望ましいが、その間に起こる間欠的な痛みに対しては速効性モルヒネのレスキューで対応することが望ましい。

(5) Breakthrough pain

突発的な痛みは予測ができないため、速効性のモルヒネでレスキューを行えるように対応する。

(6) 痛みの増強因子、減弱要素

温度に対する痛みの変化で評価することがある。寒さで増強する痛みは、血管拡張薬、交感神経ブロックに反応することが多い。

6　がん疼痛治療法

がんの痛みの治療法には、疼痛の専門家でなくてもできる鎮痛法（薬物療法）と専門的な技術が必要な治療法（神経ブロック、外科療法、非薬物療法）がある。いずれにしても、がんの痛みを治療するに当たっての目標を患者とともに設定し、患者自身がその目標を理解し同意していることが重要である。段階的な目標設定が必要であり、痛みに妨げられない夜間の良眠の確保、次に昼間の安静時痛の消失、最終的に体動時の痛みの消失を目標にする場合が多い。

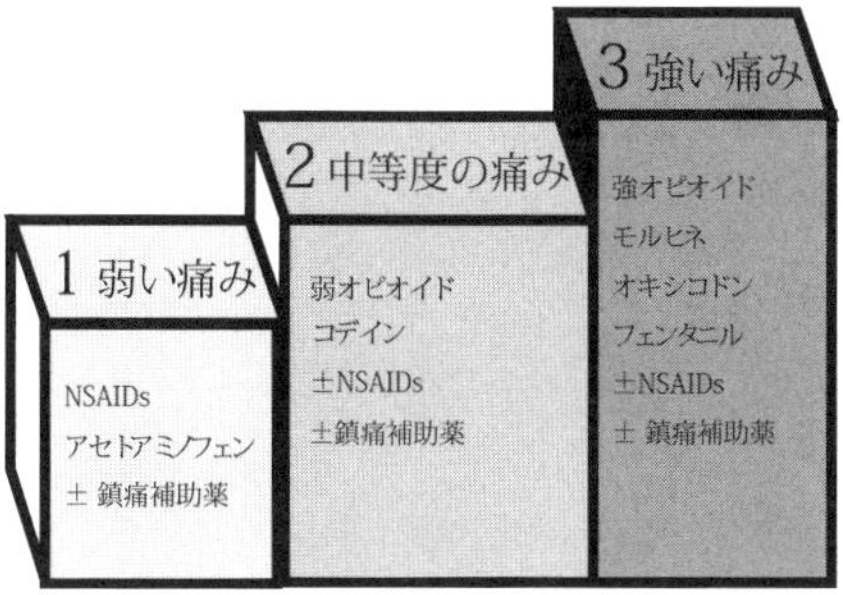

図 4-4　ＷＨＯ方式三段階ラダー（誰でもできる痛みの治療）.

(1) 薬物療法

一九八六年にＷＨＯが発表したがん疼痛治療法が基本である。それは以下の五原則からなる。

①経口投与を基本とする（by the mouth）：経口投与を基本とすることにより、患者が痛いときにはレスキューとしてモルヒネ経口投与をいつでも服用できるため、患者に安心感を与えることできる。

②時間を決めて服用する（by the clock）：薬物の作用時間を考え

時間を決めて服用することが重要である。これによって薬物の血中濃度をある程度一定に保つことができる。

③痛みの強さに応じて段階的に投与する（by the ladder）（図4-4）：痛みが出現し始めたときには、痛みの程度によって弱い痛みの場合には非オピオイド性鎮痛薬から開始する。それによっても鎮痛が不十分なときは、第二段階として弱オピオイドであるリン酸コデインを適用する。さらに第三段階として、強い痛みに対しては、強オピオイドであるモルヒネ投与を開始する。

④個人の特性に合わせて使用する（for the individual）：薬剤に対する反応性は個人差がある。どの患者にとっても安全な少量で開始し、鎮痛効果と副作用を観察しながら増減を調節する。

⑤細かい配慮をする（with attention to detail）：鎮痛薬の副作用の予防策を講じる。

非オピオイド系鎮痛薬にはアセトアミノフェンとNSAIDsがある。NSAIDsは、ジクロフェナックなど使い慣れたものを、頓用でなく時間を決めて定期的に投与することが重要である。NSAIDsは胃腸障害を起こしやすいので胃の粘膜保護薬などとの併用が必要である。最近は新しいNSAIDs（COX-2選択的抑制薬）が発売されており、胃粘膜の障害が少ないと言われている。コデインは、麻薬指定になっているがリン酸コデインとして使用される。経口投与開始量は、二〇—三〇mg／回を一日四—六回で投与する。体内で一〇分の一がモルヒネに変換されモルヒネに準じた副作用があるが頻度は少ない。強オピオイドであるモルヒネの経口投与は、初回二〇—三〇mg／日で開始する。投与開始時から後に述べる便秘と嘔気の予防策を確実に実施する。疼痛時のレスキューとして速放性モルヒネを一日投与量の約六分の一量で準備をしておくことが重要である。翌日までに痛みが残っており眠気がなければ三〇—五〇％の増量を行う。最近はオピオイドの徐放化が進み、モルヒネの徐放製剤の種類が増えてきており、患者の服薬コンプライアンスが高まってきている。また強オピオイドとして、モルヒネに加え、フェンタニル、オキシコドンが発売されている。

患者に合わせたオピオイドに変更していくことをオピオイドローテーション（ＯＲ）またはオピオイドスイッチングと呼んでいる（表４‐３）。ＯＲの意義は、オピオイドの剤型の変更が患者に有利である、薬物の相互作用（代謝酵素の阻害）を回避できる、などが考えられる。副作用対策としてのＯＲに明確な基準は今のところないが、モルヒネ不耐性やせん妄など絶対的な適応と患者のＱＯＬの向上を考えたローテーションなど相対的な適応がある。ＯＲは患者の副作用の出方、それに対する認容性、医師の副作用対策の力量のバランスの上に考える必要がある。副作用を認容できるかできないかは患者が選択することであり、医療者側からの一方的な押しつけとなってはいけない。また、変更することですべてが解決すると考えずに、新たな副作用対策に迫られることもあることを認識すべきである。

（２）オピオイド製剤の基本構成と役割

がん患者の痛みに対してオピオイド鎮痛薬を使用する場合には、徐放製剤、速放製剤、注射剤が基本剤形である。患者の全身状態が安定しており、痛みも安定している場合には経口の徐放製剤による

表 4-3 日本におけるオピオイド製剤

		モルヒネ morphine	オキシコドン oxycodone	フェンタニル fentanyl
経口	徐放製剤	ＭＳコンチン® モルペス® ＭＳツワイスロン® カディアン® ピーガード® パシーフ®	オキシコンチン® oxycontin	−
	速放	モルヒネ水（オプソ®） モルヒネ散、錠	オキノーム®	治験中
静注		1 A: 10 mg/ml : 40 mg/ml	オキシコドン （純粋注射製剤）	1 A: 50 μg/ml
経皮		−	−	フェンタニルパッチ （リザーバー、マトリックスタイプ）

疼痛マネジメントが基本であり、突発的に起こる痛みは速放製剤（レスキュー薬）で、全身状態の悪化時などで経口投与ができない場合には持続皮下、持続静注などの投与法への変更を行い、患者の状態に応じて対応が可能である。モルヒネは、投与経路が多彩であり、患者の全身状態の変化に対して対応しやすい薬剤である。

一方、オキシコドンの徐放製剤（注1）、フェンタニルパッチ（注2）がモルヒネ以外の強オピオイドとして発売されているが、オキシコドンには純粋な注射剤がなく、フェンタニルパッチには速放製剤がないことが欠点である（表４-３）。

（注1）オキシコンチン®の特徴：現在、経口の強オピオイドで唯一モルヒネからローテーションできる薬剤である。モルヒネとオキシコンチン®との等鎮痛力価は三対二と考えられている。しかし、上記のように副作用対策、鎮痛効果の増強として使用しても、現状でレスキューはモルヒネしかなく、完全なＯＲはできない状態である。幸いオキシコドンの速放剤は現在、治験中であり早期の発売が望まれている。腎機能障害などによって、嘔気・嘔吐などのモルヒネの副作用が悪化している場合には、ＯＲによって副作

用の著しい改善が見られることが知られている。

(注2) フェンタニルパッチ：MSコンチン、オキシコンチン®があらかじめ投与され、オピオイドの副作用に対する耐性ができていることがORの前提である。MSコンチンからフェンタニルパッチへの変更は、フェンタニルパッチが一日に六〇〇µgのフェンタニルを放出することから、MSコンチン六〇mg／日の投与量と同等であると考えられている（一〇〇対一）。しかし、疼痛時にはフェンタニルのレスキュー薬がなく、モルヒネで代用せざるをえない。モルヒネ不耐性患者に対する対策が問題となる。現状では、フェンタニル皮下注を間欠的に投与している。経口投与ができなくなった患者に対しても同様に適応可能である。

（3）患者に適した鎮痛薬投与経路の選択 （文献14）

患者の状態は病期の進行に伴い一定ではない。患者が主として生活する環境によっても、鎮痛薬投与法は制限もあり、適した投与経路を考える必要がある。そのためには、それぞれの投与経路の良い点、悪い点を把握しておく必要がある。以下にモルヒネをはじめとしたオピオイド鎮痛薬、そして鎮痛補助薬の投与経路を示す。モルヒネは経皮投与を除くほとんどの投与経路を使用可能だが、NSAIDs、コデイン、オキシコドン、フェンタニルなど他の強オピオイド製剤は速放製剤、徐放製剤を含めた剤形の制限もあり、それぞれに使用できない投与経路があるため、その点も考える必要がある。

①経口投与：WHO方式に示されるようにがん疼痛マネジメントにおいて投与経路の基本である。

経口投与は患者にとって服用に際しての負担が少なく、自宅で日常生活を送るためには最も好ましい投与法である。最近では特に経口の徐放製剤が多種類売り出されており、選択肢の幅が広がり、服薬コンプライアンスも高まっている。しかし、徐放錠が作用するまでの時間などに対する知識の不足により、速放製剤との使い分けがまだ十分に知れ渡っていないように思われる。今後、この点に関しての教育が必要であると考えられる。また、経口投与は薬物の生体利用率が低く、肝臓による first pass effect を受けるため、モルヒネの代謝産物による影響も考える必要がある。これに対して後述する静脈内投与は、肝臓での first pass effect を受けないため、M-3-G、M-6-Gの産生が少なく副作用が弱いという報告がある。したがって、入院患者の場合には、経口投与から静脈内投与への変更によって副作用を軽減させることが可能である。

②経皮的投与：脂溶性の低いモルヒネの経皮的投与は現状ではできないが、脂溶性の高いフェンタニルパッチによる経皮的投与は投与経路の変更として有用である。また、フェンタニル自体の副作用がモルヒネよりも少ないため、レスキューのモルヒネを使用しない場合には副作用の軽減効果は大きい。

③硬膜外投与、くも膜下投与：モルヒネの場合には、体循環への移行が少ないため、悪心・嘔吐、眠気などの全身的な副作用は著しく軽減する。しかし、逆にかゆみ、排尿障害といった副作用は増加することが多い。

④直腸内投与：経口投与ができない患者に対しては、一時的には有効な方法である。坐薬による鎮

痛薬投与は一回に投与できる量にも限界があり、排便の状況によっても投与が安定しないため、あくまで一時的な使用にとどめる必要がある。

⑤静脈内投与：鎮痛薬、鎮痛補助薬を最も早く確実に投与でき、痛みの増強時に早く対応できる方法であるが、投与量に制限がない反面、投与量を誤ると呼吸抑制など大きな副作用を起こしやすい投与法である。血液内の薬物濃度を安定させるため（薬効に反映）持続投与で行うことが基本となる。一定の持続投与を行いながら、間欠的な痛みに対して間欠投与を行うことが推奨される。患者自身が疼痛のコントロールを行うPCA法に適している。鎮痛薬の経口投与ができない患者に適応となるが、投与にあたって持続注入器、静脈へのカテーテル挿入、そのカテーテルの清潔保持が必要となるため、その意味での使用環境が制限される可能性がある。

⑥皮下投与：緩和ケア病棟、在宅ケアを受けている患者で、経口投与ができない患者に使用される。持続投与で使用されるがPCA法も可能な持続注入ポンプが使用できる。しかし、皮膚からの吸収には限界がある（〇・九ml／時間程度）ため、一ヵ所から投与可能な薬剤の投与量は限界があり、薬物自体の刺激性、患者の皮膚の反応性によって、注入部位の変更が必要となることがある。鎮痛薬の投与量が多くなる場合には、持続静注法に変更することが必要となる場合もありうる。

⑦経皮的投与（パッチ製剤）：オピオイド鎮痛薬ではフェンタニル製剤のみが使用可能である。経口投与のできない患者や、フェンタニルによる鎮痛法が必要な患者に対して適応となる。経皮投与は投与に際して特別な機械を必要としないため、在宅医療でのオピオイド鎮痛法の主役となっている。

効果発現までに時間がかかること、調節性には優れていないこと、熱や汗などで吸収が安定しない場合もあることなどから、その他のオピオイド投与より安定した鎮痛効果が得られる場合に使用対象となる。また、フェンタニルには速放製剤がないため、間欠的な痛みがある患者ではモルヒネ、オキシコドンの速放製剤の併用が必要である。経口投与がまったくできない患者では、皮下に留置したカテーテルからのフェンタニルの間欠投与などを併用する場合もある。フェンタニルは、便秘、吐き気、眠気の副作用がモルヒネ、オキシコドンよりも弱いため、多くの施設で使用されるようになっているのが現状である。最近はこれまでのフェンタニルをリザーバーに貯留し貼付している製剤に加え、マトリックスタイプのものが使用できるようになってきている。しかし、フェンタニルの速放製剤は現在臨床治験中である。

⑧硬膜外、くも膜下投与（spinal analgesia）：局所麻酔薬とオピオイドの併用は、鎮痛法の中で最も強力な鎮痛法の一つと考えられている。感染は重篤な合併症であり、入院患者に適応が限られていたが、ポート（血管内に薬剤を投与するための機器）の埋め込みなどができるようになり、入院以外の在宅医療においても少しずつ使用されるようになってきている。まだ埋め込みができる施設が少ないこともあり、難治性のがん疼痛マネジメントのためには情報の普及が必要であると考えられる。

(4) 非薬物療法

①神経ブロック療法：がん性疼痛に対しては、局所麻酔薬単独またはオピオイドとの併用による硬膜外持続ブロック、くも膜下持続ブロック、神経破壊薬を使用したくも膜下フェノールグリセリンブ

ロック、腹腔神経叢ブロック、内臓神経ブロック、三叉神経ブロック、などが行われる。膵がんの背部痛に対する内臓神経ブロックは有効性が高く、早期に施行されることが多い。直腸がんの再発による臀部、旧肛門部の痛みはがんが仙骨神経層に浸潤した場合が多いが、比較的長期的な経過が望める場合がある。そのため、モルヒネ投与量が一〇〇〇―二〇〇〇mg／日に達することもあり、フェノールブロックを施行することによってモルヒネ投与量を激減させることができるため、モルヒネの副作用の軽減につながることが多い。骨転移痛に対しては放射線療法が選択されることが多いが、痛みで照射時の体位がとれない場合には硬膜外ブロックを使用している。特に下肢の難治性神経障害性疼痛に対しては、硬膜外持続注入を局所麻酔とモルヒネを混合して投与すると、時に劇的な効果が見られることがある。在宅療養に移行する場合には、ポートの埋め込みによって入浴も可能となる。したがって、患者の状態、予後を考えその患者にもっとも適した鎮痛法を行うべきであり、鎮痛の質の高いブロック、モルヒネの効きにくい痛みに対するブロックは早期に行われるべきである。

②その他の非薬物療法：鎮痛の質を高めるために薬物療法に加え非薬物療法を併用することが多い。非薬物療法としては、鍼灸療法、経皮的電気刺激療法（TENS）、認知行動療法、理学療法（切迫骨折状態にある骨転移を早期に把握し、骨折を避けるための基本動作、歩行訓練および日常生活動作訓練など）、が行われている。がんの痛みは多彩であり、薬物療法のみでは疼痛または苦痛の治療が可能であるとは考えられない。非薬物療法はその補助療法として疼痛治療の質を上げるために重要であると考えている。

③ Interventional radiology（ＩＶＲ）：骨転移痛の部分でも示したが、骨セメント、ラジオ波焼却法などの放射線診断法をガイドにした観血的手技であり、がん性疼痛の中で薬物療法が効きにくい骨転移の体動時痛に対して期待されている方法である。現在、臨床試験中である。

7　オピオイド鎮痛薬の副作用とその対策

オピオイドの副作用に対しては薬物療法が行われることが多いが、副作用対策を十分に講じたにもかかわらず鎮痛作用と副作用の調節がつきにくい場合には、オピオイドローテーション（ＯＲ）を行う。強オピオイドとして他の項で述べられているが、フェンタニルはモルヒネに比べてほとんどすべての副作用が弱い。しかし、疼痛時のレスキュー製剤がない。オキシコンチンは眠気、吐き気がモルヒネよりも若干少ないような印象を持っているが、これも速放製剤がない。これら各オピオイド製剤の特徴を考慮したうえでローテーションを行う。

(1) 便秘

オピオイド投与によりほとんどの患者に起こる副作用である。モルヒネによる便秘は主として腸管にあるμ、δオピオイド受容体を介して発現する。モルヒネ投与により胃および小腸の駆出性収縮は抑制され、胃内容排出時間は延長し、腸管内輸送能は遅延する。腸管での分泌抑制および腸内容物の通過遅延による水分吸収の促進により腸内容物の粘調度の亢進が起こる。経口投与では便秘の頻度が増加すると考えられている。

末期がん患者では、ベッド上での安静による運動制限、腹部腫瘤や腹水による消化管圧迫、腸管の癒着による消化管狭窄、脊髄圧迫による運動機能障害、高カルシウム血症や低カリウム血症などの電解質の異常、抗コリン作動薬・向精神薬・三環系抗うつ薬などの抗コリン作用を有する薬物投与などの影響があるため、注意が必要である。便秘は耐性がつかないため、投与開始から末期に至るまでマグネシウム製剤による便の軟化、センナなどの刺激性下剤による刺激の組み合わせによりオピオイド量を調節する方が効率は良い。

下剤を増量していても反応が見られず、腹部膨満感が強くなる場合、消化管運動への影響を考える場合にはフェンタニルへのORを行うことが多い。オキシコンチンは便秘に関してはモルヒネとほぼ同等と考えられているが、ORとしてフェンタニル投与に変更することにより、重症な便秘は改善することが多い。少量のナロキソン経口投与による薬物療法が報告されているが、末梢性オピオイド受容体への拮抗であり、経口投与によってナロキソンが吸収されず腸管に対して局所作用を起こすのかどうか、今後の研究を待ちたい。また、便秘の鑑別診断として消化管閉塞をチェックすることも重要である。

(2) 悪心・嘔吐

モルヒネ投与による悪心《おしん》・嘔吐は多くの患者で起こり、モルヒネ投与の初期あるいは増量直後に出現することが多い。悪心は嘔吐の前駆症状であるが、嘔吐はその発生原因から末梢性嘔吐と中枢性嘔吐に分けられる。末梢性嘔吐は末梢の臓器の炎症や物理的刺激による迷走神経を介した反射性の興奮が嘔吐中枢に伝達され、発現する。中枢性嘔吐はその原因により、薬物や生体内の代謝産物が関与する化学刺激による嘔吐、脳腫瘍や脳血管障害が関与する物理的機械的刺激による嘔吐、視覚や嗅覚が関与する心理的嘔吐に分類される。モルヒネによって誘発される嘔吐は中枢性の化学刺激によるもので、延髄第四脳室尾側最後部に存在する化学受容器引きがね帯（chemoreceptor trigger zone：CTZ）を興奮させ、その興奮刺激が嘔吐中枢に伝達されることによる。また体動時の嘔吐など前庭因子を原因とする嘔吐もある。一般病棟での治療に伴う副作用としては最も頻度が高いのが、化学療法に伴う悪心・嘔吐である。病期の進行に伴う腸閉塞、脳内腫瘍の増大による頭蓋内圧亢進、電解質異常なども悪心・嘔吐の原因となるので注意が必要である。嘔気・嘔吐はモルヒネの投与初期において、オピオイドの偏見を増悪させる最も大きな要因である。吐き気止めを使用したが嘔気が治まらないという依頼が多いが、その中にプリンペラン、ナウゼリンなど嘔気止めの作用としては弱いものしか使用していない場合がある。プロクロルペラジン（三〇mg／分三回／日）やハロペリドール（一・五mg／分二回／日）などの向精神薬を時間通りに十分に使用し、それでも調整できない場合がORを考える時期としている。

(3) 眠気

モルヒネによる眠気も多くの患者に起こり、モルヒネの投与初期あるいは増量直後に出現することが多い中枢神経抑制作用である。この眠気に対する耐性は比較的早く形成されるため、大部分は一週間程度の経過観察で軽減または消失する。疼痛によって不眠であった患者が、モルヒネによる疼痛緩和によって不眠が解消したことにより眠気が強くなることもあり、その場合は二―三日様子をみる。眠気に対しては、以前はメチルフェニデートを使用していたが、現在は実質的に使用できないため、眠気が強い場合にはORとしてフェンタニルに変更する。安定期に突然、悪化してくることもあり、その場合には全身状態の変化であることが多くORも検討する。

(4) かゆみ

発現頻度は数%である。皮膚に存在する肥満細胞(mast cell)からのヒスタミンの遊離によると考えられている。まず、抗ヒスタミン薬の投与が行われるが、眠気が強くならない程度に使用する必要がある。セロトニン拮抗薬の有効性が報告されている。鎮痛効果を拮抗しない程度の低用量のナロキソンの投与が有効であるという報告もある。抗ヒスタミン薬が効かないかゆみを有効にとる方法はないため、かゆみであっても重篤な場合にはORを検討すべきである。高ビリルビン血症、腎不全を除外すべきである。

(5) 排尿障害

モルヒネの経口投与において一―三%の患者で起こるとされている。硬膜外、くも膜下投与では四七%と高頻度に起こる副作用である。μ、δオピオイド受容体に作用し、排尿反射の抑制、外括約筋の緊張亢進、膀胱容量の増加によって排尿障害を惹起させる。前立腺肥大、脊髄障害、抗コリン作用を起こす薬物(抗コリン作動薬、向精神薬、三環系抗うつ薬など)によって悪化する。これに対しても耐性が形成されるため、経過観察中に軽減または消失することがある。

薬物療法が行われるが、著明な排尿障害に対しては導尿、ORが対応策の中心となる。もちろん、がんよる物理的な圧迫によるものは除外すべきである。

(6) せん妄

発現頻度は二%程度といわれている。意識レベルの低下、失見当識、激しい体動などが起きる中枢性作用である。モルヒネの投与初期、増量後、腎機能障害時に起こる。通常、モルヒネ単独より、複合的な要因で起こると考えられている。中枢神経系の疾患(脳転移、髄膜炎など)、電解質異常(高カルシウム血症)、薬物(抗コリン作動薬、向精神薬、ステロイド、化学療法薬)などの影響を考える必要がある。ハロペリドールによる対応も必要である。モルヒネの開始時にも、モルヒネを投与後しばらくしてからも起こる。末期のせん妄を除き開始時のものはフェンタニルやオキシコドンへのORを行うと改善することが多い。

(7) 発汗

発現頻度は三〇%と言われている。汗腺は交感神経支配を受けており、その節後線維はコリン作動性である。モルヒネが引き起こすヒスタミン遊離が関係していると考えられる。発汗は、感染症、腫瘍熱、NSAIDsの投与によっても起こり、その鑑別は臨床でよく問題となる。根本的な解決策はなく、空温の調節(風通しをよくするなど)によって改善することが多い。

(8) 口渇

モルヒネ投与患者の八・三%から半数にみられると報告されている。機序は明らかでないが、唾液の分泌抑制によって起こる。口渇は、放射線療法、抗コリン作動薬の投与によっても起こるため鑑別を要する。唾液の分泌のためにコリン作動薬の投与、水分摂取などが行われる。

8 オピオイド投与量の変更

オピオイド投与安定期(慢性期)の後においては、オピオイドの副作用対策が奏功し鎮痛も安定したことにより起こる副作用のため、オピオイド投与量を減らすなどの対策が必要となる場合がある(下記①-②)。

①痛みが減少し、相対的に鎮痛薬の必要性が低下した場合。

②化学療法、放射線療法、手術療法、神経ブロック療法、骨セメント、その他の鎮痛法が奏功し痛みが減少した場合。オピオイドの副作用が再び現れることがあるため、痛みが増強しないことを確かめながらオピオイドを減量する。

③脊髄圧迫、脊髄浸潤などが進行し、痛み自体が低下した場合。特に突然痛みが減少した場合には意識障害を起こすことがあり、オピオイドの減量が必要である。

④オピオイドの排泄が停滞する場合。腎機能障害(化学療法、腫瘍による尿管の圧迫など)により、

モルヒネなどのオピオイドおよびオピオイドの活性代謝産物が貯留した場合には、オピオイドの副作用である眠気、吐き気が再発することが多い。また、せん妄などの原因となる場合もある。このような場合には、活性代謝産物が少ないオピオイドに変更するORが症状緩和に有効である。

⑤オピオイドの代謝が阻害された場合。モルヒネはグルクロン酸包合により代謝されるため、肝機能障害によってもほとんど影響を受けずモルヒネの代謝が遅れることは少ないと考えられている。チトクローム P450 により代謝されるオピオイドに関しては、選択的セロトニン再取り込み阻害薬（selective serotonin reuptake inhibitors: SSRIs）などによって代謝阻害がおこる可能性はあるが、現状では臨床的にオピオイドの代謝によって影響を受けることは少ない。

9　鎮痛補助薬の使い方

(1) ラダーに基づいて

ＷＨＯ方式において鎮痛補助薬（adjuvant analgesics）は第一段階から必要に応じて処方されることが示されている。Twycross は鎮痛補助薬のラダー（図４-５）を発表している。この方法はオピオイドのＷＨＯラダーと同様に、誰でもできる鎮痛補助薬による神経障害性疼痛の治療法であるため、多くの緩和ケア医により支持されている。第一段階はステロイド製剤、第二段階は抗けいれん薬または三環系抗うつ薬、第三段階は抗けいれん薬と抗うつ薬の併用、第四段階はＮＭＤＡ受容体拮抗薬、第五段階として脊髄鎮痛法（spinal analgesia）が用いられている。しかし、抗けいれん薬、抗うつ薬、NMDA受容体拮抗薬として具体的に何を使用するか、何がエビデンスレベル（信頼度）の高いものかは示されておらず、個々の薬剤に関する臨床治験を推進し、エビデンスに基づくガイドライン作りが必要である。ステロイド剤に関しては、痛みに対する漫然とした長期的な使用は勧められず、脊髄圧迫などの急性期の使用にとどめるのが無難である。また、第五段階の脊髄鎮痛法に関しては麻酔科医、ペインクリニシャンが専門的に行う方法であり、本書ではそれは省く。

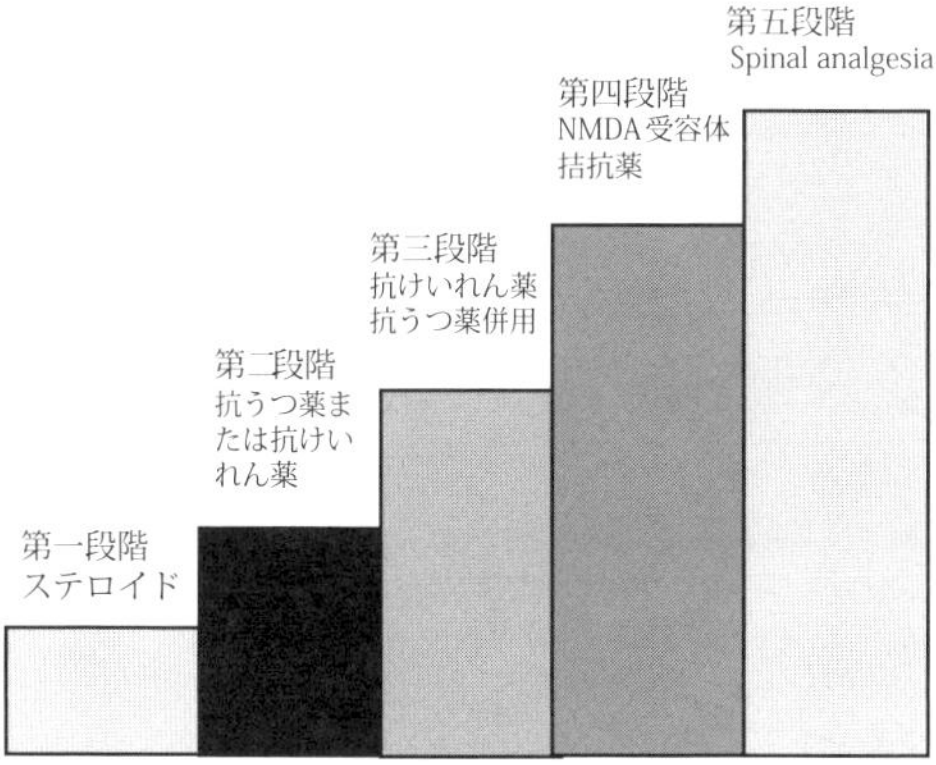

図4-5　鎮痛補助薬ラダー

(2) エビデンスレベルの高いもの

最近になって、ガバペンチンが日本でも使用できるようになった。ガバペンチンは、鎮痛補助薬としてのエビデンスレベルは高い（文献15）。しかし、難治性のてんかんが保険適応であり、適応外使用に関しての病院内でのコンセンサスが得られる施設においては使用されているが、それ以外の施設では使用が困難である場合が多い。また、すべての神経障害性疼痛に対してガバペンチンが有効であるとは言えず、有効性の高い鎮痛補助薬が発売されるまではむしろこれまで通りのラダーによる対応を続けた方が良いかもしれない。

(3) 鎮痛機序の異なるものの組み合わせ

鎮痛補助薬を使用するに当たっては、後に述べる疼痛伝達経路の中での鎮痛効果の機序を確認し、同じ機序に基づく補助薬の併用は避けることが好ましい。これは薬剤の併用効果は副作用の増強にもつながる可能性があるためである。

二〇〇〇年に発表された「がん疼痛治療ガイドライン」(日本緩和医療学会編)においては、鎮痛補助薬の使用はモルヒネ一二〇mg/日以上の使用を目安として開始されることが推奨されている。実際にはパネルコンセンサスであり科学的な根拠はまったくない(文献14)。これが意図するところは、オピオイドを十分に使用してその反応性をみないうちにオピオイドが効きにくいとして鎮痛補助薬が優先されることに対して警鐘を鳴らすためと考えられる。腫瘍が存在する場合には、痛みの強さに応じて強オピオイドの徐放製剤と速放製剤を併用することが重要であり、速放製剤の反応性をみながら鎮痛補助薬を適応させていくことが基本である。しかし、明らかに神経障害性疼痛という診断がなされた場合(感覚障害、感覚異常が明らかである場合)、治療に伴う痛みである開胸後痛、乳房切断後痛などに対してはWHOのラダーが示しているように鎮痛補助薬はNSAIDsなどの弱い痛み止めと併用して使用することも検討すべきと考える。またがん性疼痛でない痛み(開胸生検後にがんでないことが判明した場合など)に対して、モルヒネ、コデインの速放製剤以外のオピオイドの使用は保険適応外使用となるため、鎮痛補助薬がオピオイドに先行することもある。重要なことは、モルヒネなどのオピオイドに反応する痛みであることを常に確認しオピオイドそのものの増量を行うか、鎮痛補助薬の適応を考えるかを検討すること、神経学的な診断（画像診断を可能な限り併用）のもとに鎮痛補助薬を使用することを考えるべきである。

また Portenoy らは鎮痛補助薬の使い方の基本として、持続的な不快な痛みに対して抗うつ薬を主とし、間欠的な不快な痛みに対しては抗けいれん薬を主とする考えを提唱し（文献16）、それは現在でも多くの痛みの専門医が継承している。しかし、鎮痛補助薬は神経障害性疼痛においては主たる鎮痛法となることもあり、①できるだけ早く効く薬剤、②夜間の睡眠を確保する薬剤、③副作用の少ない薬剤、が望まれている。即効性という点では抗けいれん薬が勝っているが、有効性についてはどちらの痛みに対しても抗うつ薬、抗けいれん薬の間に差異がない。

(4) 鎮痛補助薬の副作用対策

オピオイドと鎮痛補助薬の併用療法は、鎮痛効果を増強させるため有用である（文献17）反面、両者の持つ副作用が増強されることも考慮して使用すべきである。モルヒネの副作用としては、主として抗コリン作用が主体である。がん性神経障害性疼痛の治療の際には、体性痛と神経障害性疼痛が混合した痛みであることが多いため、通常、抗うつ薬、抗けいれん薬、抗不整脈薬、ＮＭＤＡ受容体拮抗薬を併用することが多い。モルヒネと抗うつ薬の併用時には眠気、便秘、口渇、排尿障害など抗コリン作用を主とする副作用が増強することが多いため、それを念頭におき予防的に副作用対策を行う必要がある。

(5) 鎮痛補助薬の鎮痛機序

難治性の神経障害性疼痛は、身体のあらゆる場所に発生し、ときには感覚神経、運動神経麻痺などを伴っている。その苦痛は、それが基となって多くの心理状態の変化、精神症状を引き起こすため、その症状マネジメントは疼痛患者を支えていくための大前提となる。そして、特に難治性の痛みである神経障害性疼痛は、通常鎮痛薬として使用される消炎鎮痛薬やモルヒネなどだけではコントロールすることが困難であると考えられており、それに対する鎮痛補助薬の使い方で患者のQOLは大きく異なる。鎮痛補助薬が鎮痛効果を及ぼす作用部位として、疼痛伝達機序に基づいて考えてみると、以下の五つの方法が考えられる（文献18）。①過敏になっている脊髄二次細胞の興奮を抑える（抗けいれん薬、抗不整脈薬、α2アゴニスト）、②二次細胞の抑制性シナプスの作用を増強させる（オピオイド、抗けいれん薬）、③下行性抑制系を賦活化する（抗うつ薬）、④NMDA受容体の拮抗薬の投与（ケタミン）、⑤末梢での炎症を抑える（ステロイド、NSAIDs）である（文献19、20）。以下にそれぞれの薬剤の鎮痛機序について説明する。

①抗けいれん薬

神経障害性疼痛に鎮痛効果があるものとしてカルバマゼピン、バルプロ酸ナトリウム、フェニトイン、クロナゼパムが報告されている。フェニトイン、カルバマゼピンはともにGABAの機能を高める作用があると考えられている。特に、カルバマゼピンには青斑核のノルアドレナリン神経の作用を高める作用があるといわれているが、フェニトインにはその作用はない。ともに急性毒性として複視、めまい、運動失調などを引き起こす。バルプロ酸ナトリウムはGABAトランスアミナーゼ阻害薬であり、抑制性シナプスにおけるGABAの濃度を上昇させる。一五％に消化器症状が見られるがそれ程強くはない。クロナゼパムは抗けいれん薬として使用されているが、突き刺すようないった間欠的な痛みに対しての第一選択薬とされている。もちろん、オピオイドの併用による増強効果もあると考えられており、効果発現も抗うつ薬に比べ早いことが挙げられる。眠気、ふらつきには注意が必要である。ガバペンチンが発売され、神経障害性疼痛に対する有効性が期待されている。

②抗うつ薬の鎮痛効果

抗けいれん薬と同様に抗うつ薬のがん性神経障害性疼痛に対する有効性に関する報告は多い。アミトリプチリンが代表的な三環形抗うつ薬として知られている。抗うつ薬の場合は、鎮痛効果の発現が抗うつ効果の発現に比べ早く、有効投与量も抗うつ効果を現す量よりも少ないとされている。

抗うつ薬の鎮痛効果は、気分の上昇によるものと以前は考えられていたが、現在では薬物が直接中枢神経系に作用していると考えられている。また、その作用はセロトニン系とノルアドレナリン系のいわゆる下行性抑制系などの内因性鎮痛機序を介した作用と推測されている。同時に中枢神経系のセロトニンの濃度の上昇は、オピオイドによる鎮痛効果を増強させ、セロトニンの枯渇はオピオイドの鎮痛を減弱させることが報告されている。同様にノルアドレナリン系もオピオイドの鎮痛効果を増強させることが報告されている（図4-2）。このようにオピオイドとの併用効果もみられる可能性がある。抗うつ薬の欠点として、鎮痛効果を現すためには血中濃度をある一定の治療域におく必要があることである。したがって、服用してからすぐに鎮痛効果が現れるわけではなく、少しずつ投与量を増加させていく必要がある。

副作用の少ない選択的セロトニン再取り込み阻害薬（selective serotonin reuptake inhibitors: SSRIs）が発売され、これまでの抗うつ薬と同様の鎮痛効果が得られるか注目されている。SSRI であるパロキセチンにおいて糖尿病性神経障害に対する有効性が見られているが、フルオキセチンに関しては鎮痛効果が得られないとする報告と対照試験（controlled trial）において鎮痛薬としての有効性が見られないとする報告がある。作用がはっきりしない理由として、セロトニン再取り込み阻害だけでは鎮痛効果が弱く、ノルアドレナリン再取り込み阻害などその他の作用が必要である、という説もある。SSRI の鎮痛効果に関しては今後の臨床研究の結果が待たれる状況である。最近ではむしろセロトニン・ノルアドレナリン再取り込み阻害薬（serotonin-noradrenaline reuptake inhibitors: SNRIs）の鎮痛効果に期待がかかっている。米国では SNRI である venlafaxine が発売され鎮痛効果に関する報告も出始めており、副作用も少ないことから有効性は高いと考えられている。副作用が少なく、作用発現時間が短い理想的な抗うつ薬の開発が進むことが期待されている。

③抗不整脈薬

作用機序はナトリウムチャネル阻害による細胞膜の安定化作用にあると考えられている。しかし、鎮痛補助薬の作用としては否定的な報告もあり、筆者は抗けいれん薬、抗うつ薬を組み合わせても有効性が少ない症例に対して併用している。意識レベルにほとんど影響しないという点では鎮痛補助薬としての第一選択薬としている施設もある。これに関しても今後の研究が期待される。

④ＮＭＤＡ受容体拮抗薬

神経障害性疼痛の機序と考えられているＮＭＤＡ受容体に働き作用を拮抗する。根本的な神経障害性疼痛の治療法であるとも考えられる。ケタミンは平成二〇年一月より麻薬指定となった。製剤としては注射薬だけであるがそれらを経口投与した場合の有効性は基礎研究でしか確認されておらず、臨床試験は行われていない。院内特殊製剤として使用している施設があるのみである。その他臨床使用が可能なものはイフェンプロジルなどがあるが、きちんとした臨床試験による有効性の評価が必要である。

⑤ステロイド

ステロイドは神経圧迫症状の初期治療としては第一選択であると考えられる。特に腫瘍による脊髄圧迫に対しては積極的に使用すべきと考えるが、長期的な投与は多くの合併症を引き起こす可能性もあり、長期的な症状緩和の必要性がある場合にはステロイド以外の薬剤を中心に考えるべきである。

10　まとめ

本章では、がんの痛みに関する分類とさまざまな治療法を説明した。がんの痛みは多彩であり、病状に応じた治療法、機序に基づく治療法など、的確な評価に基づく治療法が肝心である。

文　献

1 武田文和訳：WHO 方式がん疼痛治療法（がんの痛みからの解放）、金原出版、東京、p.45, 1987
2 がん対策基本法：http://law.e-gov.go.jp/announce/H18HO098.html
3 武田文和編：がん緩和ケアに関するマニュアル（日本ホスピス、緩和ケア研究振興財団編）、埼玉、p.40, 2002
4 横田敏勝：臨床医のための痛みのメカニズム、南江堂、p.55, 1997
5 下山直人：神経因性疼痛、誰でもできる緩和医療（武田文和、石垣靖子、監修）、医学書院、東京、p.30-38, 1999
6 成田年、新倉慶一、葛巻直子、鈴木勉：1．痛みのメカニズム（Gate control theory）、がん疼痛治療、臨床緩和医療薬学（編集：日本緩和医療薬学会）、真興交易医書出版部、東京、p.34-35, 2008
7 山本達郎：骨転移痛の機序、p6-10、がん患者と対症療法 18(1): 2007
8 西尾正道、明神美弥子、西山典明他：骨転移痛に対する 89Sr 治療、がん患者と対症療法 18(1): p.18-26, 2007
9 辻哲也：骨転移患者のケア、骨転移に対する対策、Pain Clinic 29(6): 761-768, 2008
10 下山直人、大畑めぐみ、下山恵美：癌の治療に伴う癌性疼痛の治療、癌治療と宿主 13(4): 357-365, 2001
11 下山直人、田口昇、山本達郎他：開胸後の痛みに対する治療経験、日本臨床麻酔学会誌 15: 494-497, 1995
12 Argyrioiu AA, Polychronopoluos P, Iconomou G, et al. Incidence and characteristics of peripheral neuropathy during oxaliplatin-based chemotherapy for metastatic colon cancer, Acta Oncologica 46(8): 1131-1138, 2007
13 Merzack R. The short-form McGill Pain Questionaire. Pain 30: 191-197, 1987
14 下山直人、下山恵美：がん性疼痛の治療、日本臨床麻酔学全書（花岡一雄編著）、真興交易医書出版部、東京、p.652-663, 2002
15 Gilron I, Bailey JM, Ed M, et al. Morphine, Gabapentin, or Their Combination for Neuropathic Pain, N Engl J Med 352(13): 1324-1334, 2005.
16 Portenoy RK, Kanner RM. Nonopioid and adjuvant analgesics, Pain management theory and practice, FA

Davis, Philadelphia, 219-247, 1996

17 Shimoyama M, Shimoyama N, Inturrisi CE, Elliott KJ. Gabapentin enhances the antinociceptive effects of spinal morphine in the rat tail-flick test, Pain 74: 375-382, 1997

18 下山直人、下山恵美：難治性がん疼痛治療の進歩、血液・腫瘍科 37(1): 54-57, 1998

19 下山恵美、高橋秀徳、下山直人：6、鎮痛補助薬、がん疼痛治療、臨床緩和医療薬学（編集：日本緩和医療薬学会）、真興交易医書出版部、東京、p.79-92, 2008

20 井関雅子：鎮痛補助薬の最新ストラテジー、日本緩和医療薬学会雑誌 1(3): 75-82, 2008

第5章　がん患者と家族の心のケア――疼痛との関係を中心にして

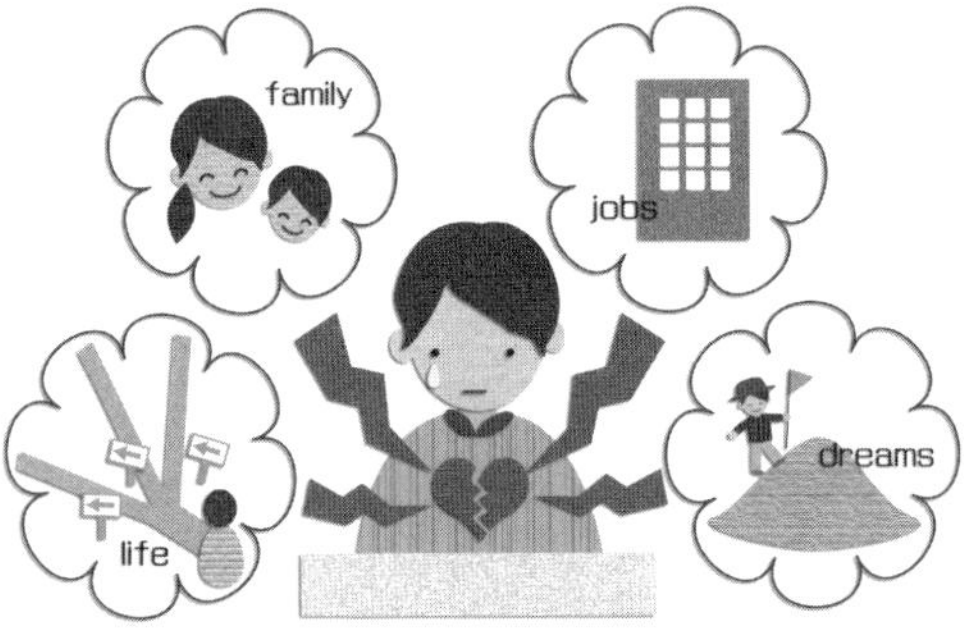

がんによる心の痛みにもケア

二〇〇七年四月から「がん対策基本法」が施行され、これに基づいて同年六月に厚生労働省より「がん対策推進基本計画」(文献1)が発表された。それによると、がん対策のうちで重点的に取り組むべき課題のひとつとして、すべてのがん患者およびその家族の苦痛の軽減並びに療養生活の質の維持向上を挙げており、「がん患者の多くは、疼痛等の身体的な苦痛だけでなく、がんと診断された時から不安や抑うつ等の精神心理的な苦痛を抱えている。また、その家族も、がん患者と同様にさまざまな苦痛を抱えている。さらに、がん患者およびその家族は、療養生活において、こうした苦痛に加えて、安心・納得できるがん医療を受けられないなど、さまざまな困難に直面している。こうしたことから、治療の初期段階からの緩和ケアの実施はもとより、がん医療のさらなる充実、がん医療に関する相談支援や情報提供等により、すべてのがん患者およびその家族の苦痛の軽減並びに療養生活の質の維持向上を実現することを目標とする」と記されている。

このように、がん患者およびその家族の生活の質を上げるために、身体面の苦痛ばかりでなく、精神面の苦悩に対する配慮の必要性が課題とされたことは画期的なことであり、今後の医療の向上が期待される。本章では、こうした患者や家族の精神的苦悩についての理解を深めるために、特に疼痛との関係を中心に概説してみたい。

1　緩和医療の概念とその実態

「緩和医療はそもそも疼痛や他の身体症状のような身体的苦痛ばかりでなく、不安や抑うつなどの精神的苦痛、経済的な困難や家族間の問題などの社会的苦痛、そして生きる意味や価値さらに信念などのスピリチュアルな苦痛をも含めた全人的苦痛を対象とする必要がある。」――近代ホスピスの始まりとされる英国セント・クリストファーホスピスを設立したSaundersらはこのように唱えている[文献2]（図5-1）。

最近になって、こうした緩和医療の概念の包括的な広がりが改めて見直されてきているとともに、緩和医療の概念の時間的な広がりも指摘されるようになった。従来の緩和医療は積極的な抗がん治療、

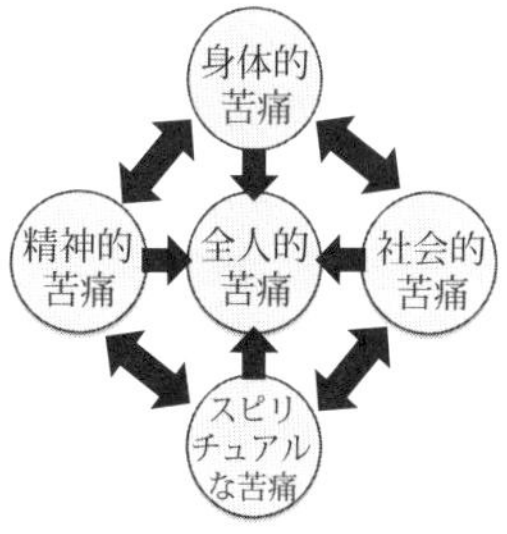

図5-1　緩和医療の概念の包括的広がり（文献1より改変）

がん患者の苦痛は身体的苦痛ばかりでなく，精神的苦痛，社会的苦痛，スピリチュアルな苦痛をも含めた全人的苦痛としてとらえる必要がある．

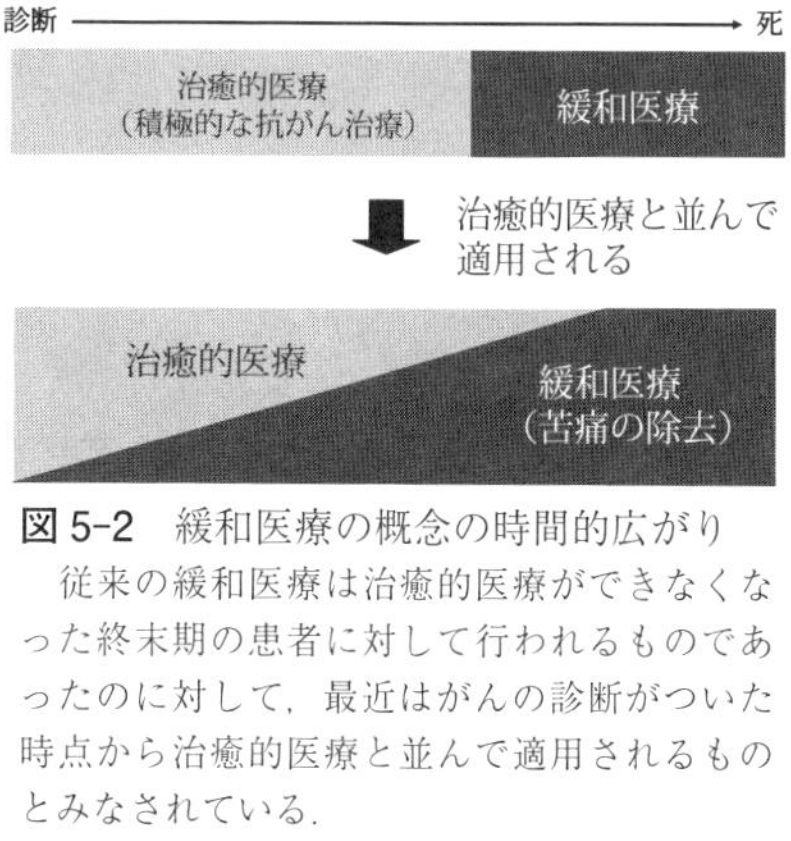

図5-2　緩和医療の概念の時間的広がり

従来の緩和医療は治癒的医療ができなくなった終末期の患者に対して行われるものであったのに対して，最近はがんの診断がついた時点から治癒的医療と並んで適用されるものとみなされている．

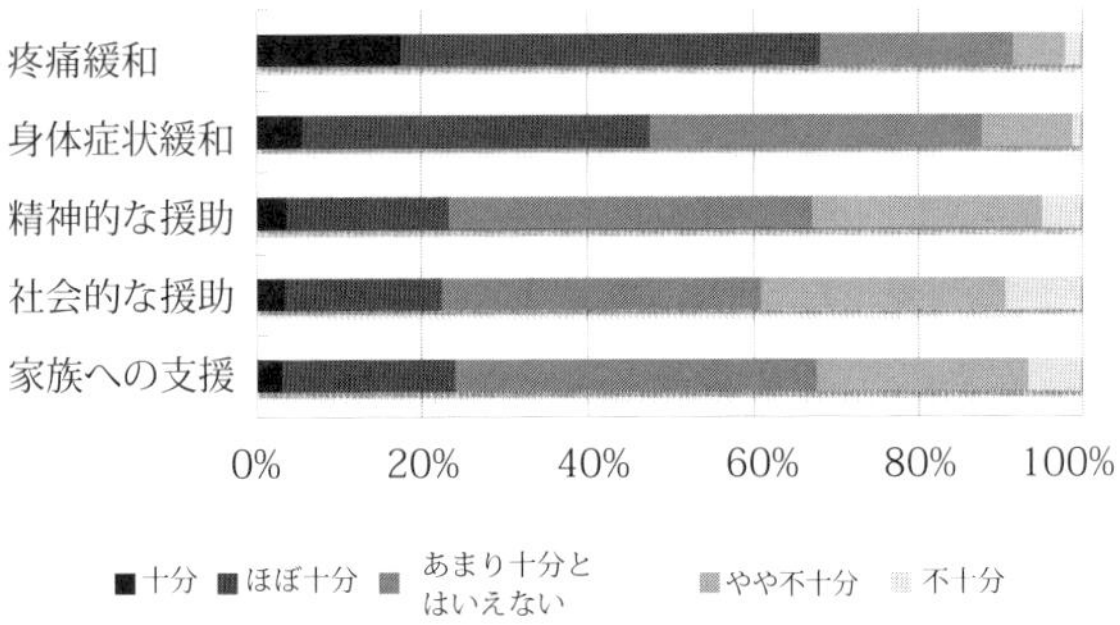

図 5-3　全国の一般病院における緩和医療への対応（文献 2）
がん患者の身体面への対応に比べると，心理・社会面への対応は十分でないことがわかる．

すなわちがんの治癒をめざした医療ができなくなった終末期の患者に対して行われるもの、つまり緩和医療とは終末期医療を指すものであったのに対して、図５‐２のように、最近はこうした緩和医療に対する考え方が変わってきており、がんの診断がついた時点、あるいはがんの疑いがもたれた時点から治癒的医療と並んで適用されるものとみなされている。緩和医療を幅広い意味での苦痛の除去と捉えれば、たとえばがんの疑いで医療機関を受診し、検査を受けている段階からすでに不安などの精神的な痛みは始まっており、それを緩和するために医療者がかかわることになれば、それは緩和医療が行われていることになる。

それでは、こうした緩和医療がわが国では現在、どの程度実施されているのであろうか。二〇〇六年にがん患者が入院している全国一、四九九の一般病院を対象に行った緩和医療に関する調査によると、図５‐３のように、疼痛の緩和やその他の身体症状（倦怠感、呼吸困難感など）の緩和については「十分」「ほぼ十分」を合わせてそれぞれ六八・二％、四七・四％の割合で実施されていたのに対して、精神的な援助や社会的な援助、家族への支援については「十分」「ほぼ十分」を合わせても、それぞれ二三・三％、二二・五％、二四・〇％の割合でしか実施されていなかった。（文献3）また、これらの傾向は、社会的な援助を除いて病院の規模には関係がなく、病床数五〇〇床以上の大きな病院でも一〇〇床未満の小さな病院でも同じような対応がなされていることもわかった。このようにわが国では、がん患者の身体面への対応に比べると、心理・社会面への対応はかなり遅れていることがわかる。

2 がん患者の疼痛とその評価

がん患者における疼痛の有病率をみると、治癒的医療後の患者の三三％、抗がん治療中の患者の五九％、進行がん・転移がん・終末期患者の六四％が痛みを訴え、全病期でみると患者の五三％が痛みを訴えるといわれており、疼痛のある患者の三分の一は中等度から重篤な痛みをもっていると評価されている。（文献4）また、がん患者のなかでも骨や頸部にがん病変をもつ患者は痛みの有病率も高く、経過中に八五％の患者が重篤な痛みを経験するという報告もある。（文献5）さらに詳しくがん種別にみると、頭頸部がん患者で七〇％、婦人科がん患者で六〇％、消化器がん患者で五九％、肺がん患者で五五％、乳がん患者で五四％、そして泌尿器科がん患者で五二％という報告もある。（文献4）

前節の図5-3で示したように、わが国の一般病院におけるがん患者に対する疼痛緩和への対応に

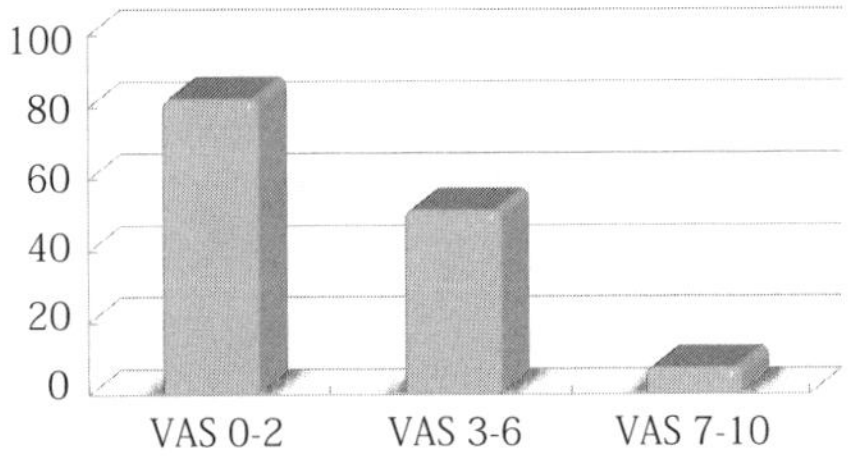

図 5-4　痛みの評価の一致率（文献 7）
入院がん患者と病棟看護師との間の痛み評価の一致率は，痛みが高度になると低くなる．

ついてみても、三一・八％は「余り十分とはいえない」ないし「不十分」となっており、心理・社会的な対応ほどではないにしても、やはり課題として残されている点である。

こうした疼痛の管理について転移性がん患者を対象にみた報告によれば、五九七名の痛みをもつ患者の四二％が適切な疼痛管理を受けていないとされており、その要因として、①医療者―患者間における痛みの程度に関する評価の不一致（オッズ比二・三、以下同じ）、②医療者が痛みの原因をがんに起因するものと考えていない（一・九）、③患者の身体活動性の良さ（一・八）、④患者が七〇歳以上の高齢（二・四）、⑤患者が女性（一・五）、などが挙げられている[文献6]。①については他にも報告があり、図5-4のように一〇三名の入院がん患者と病棟看護師との間の疼痛評価の一致率について調べたところ、Visual analogue scale（VAS）の程度で〇から二の痛みが少ない患者群では八二％と一致率が高かったが、三から六の痛みが中等度の患者群では五一％と下がり、さらに七から一〇の痛みが強い患者群では七％と一致率が低かった[文献7]。つまり、がん患者の痛みが強くなるほど患者―医療者間で痛み評価の一致率が低くなることがわかり、十分に評価がなされていない実態が明らかになった。

それればかりか、強いがんの痛みは、疼痛が治療により改善されない場合、心理的なものが原因とされることがしばしばある。（文献5）したがって、がん患者の疼痛の訴えに対しては、正当な評価をするよう心掛けるとともに、コントロールがうまくいかないからといって心理的なものと即断しないように気をつける必要がある。

3　がん患者のストレス

がん患者が感じているストレスがいかに大きなものであるかは、誰もが想像できるところであろう。その要因については、六つのDとして挙げられている。すなわち、①死（Death）、②家族や医療者への依存（Dependency）、③人生目標の中断（Disability）、④人間関係の途絶（Disruption）、⑤容姿の変貌（Disfigurement）、⑥疼痛などによる不快感（Discomfort）が報告されている。（文献8）とくに①の死については、患者に強い恐怖感を抱かせ、われわれの存在自体を根底から覆すほど強い衝撃を与えるが、問題はそこに至る過程で疼痛など多くの苦悩を耐え抜かなければならないことにある。全国の四〇—七九歳の一般男女七五五五名に行った理想の最期に関する調査でも、「死ぬのが怖い」と答えた人は一五・七％であったのに対し、「苦しみたくない」と答えた人は八一・一％、「痛みを感じたくない」と答えた人は四三・二％という結果であった（文献9）（重複回答可）。この調査結果からも、実際には、死そのものよりもむしろ死に至る苦痛の方がストレス因子としては強いといえよう。また⑥については、非切除膵がん患者で疼痛ストレスの予後に与える影響を調べ、疼痛が患者にとって大きなストレ

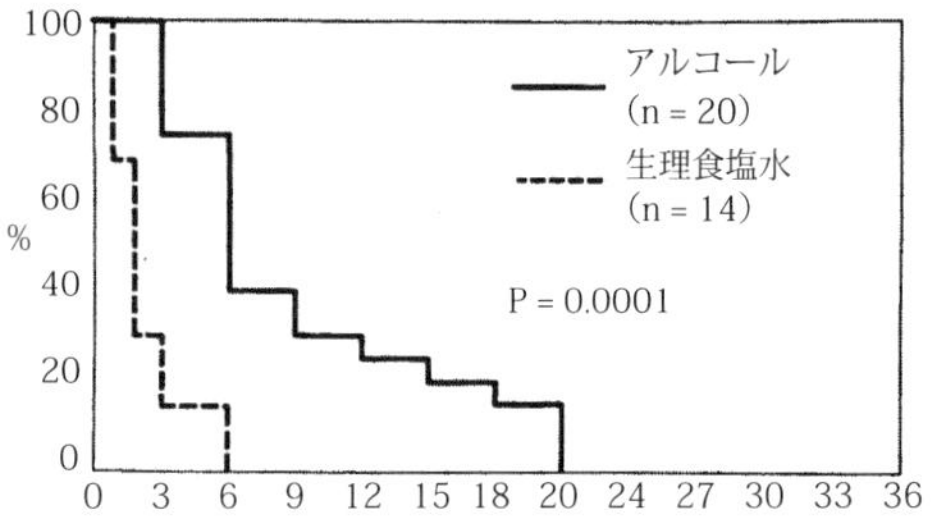

図 5-5　非切除膵がん患者における疼痛の緩和とその予後（文献 10）

横軸は退院してからの期間（月）を，縦軸は生存率（%）を示し，実線は身体的な痛みに対してアルコールにより内臓神経ブロックを施行した患者群，破線は生食で対応した対照患者群である．アルコールにより内臓神経ブロックを施行し痛みを管理した患者群は対照群に比べて有意に生存期間が長くなっている．

スとなることを実証した有名な研究がある[文献10]（図5-5）。横軸は退院してからの期間（月）を、縦軸は生存率（%）を示し、実線は疼痛に対してalcoholにより内臓神経ブロックを施行し鎮痛を図った患者群二〇名、破線はアルコールの代わりに生理食塩水を用いたため鎮痛できなかった対照患者群一四名である。このグラフのように、アルコールにより内臓神経ブロックを施行し疼痛を管理した患者群は対照群に比べて有意に生存期間が長くなっており、疼痛のストレスが患者にとっていかに大きな影響を与えているかをみることができよう。

前述での〝六つのD〟のように、がん患者なら誰もが多かれ少なかれ感じるストレス因子は多々あるが、なかでも大きなストレスを感じるのは、がんについての悪い知らせを受けたときであろう。ここに、がん患者の告知後の通常な反応を次の三つの相に分けて説明している報告がある[文献11]。第一相は告知後一週間以内に起こる反応（初期反応）で、「本当に自分はがんなのか」と疑惑を抱く、「自分に限ってがんのはずがない」と否認する、あるいは「もう駄目だ、死んでしまうのだ」と絶望する、などの反応が中心となる。第二相は告知後一—二週の間に起こる精神的動揺で、不安、抑うつ気分、集中力低下、食思不振、不眠、日常活動性低下などである。第三相は二週以降にみられるもので、新しい情報に順応する、現実の問題に直面する、楽観的になろうとする、など現実に適応していこうとする段階を指す。すなわち、患者は告知の内容を聞いて精神的に動揺し、日常生活への適応が落ちた状態が一般には二週間前後続き、それから徐々に落ち着いてきて、自分の身体状態を受け容れ、今後の治療などに正面きって取り組み始めるようになる。これらの反応には個人差があり、必ずしも同様の経過をたどるわけではないが、いずれにせよ通常な心理的反応であって、決して病的なものではない。

　しかし、図5-6のように、一定期間経っても情緒的に不安定な状態が続き、日常生活に支障が出た場合は「適応障害」（はっきりと確認できるストレス因子によって情緒面または行動面の症状が出現し、社会的機能に著しい障害を来す状態）とされ、さらにこうした状態が長引いたり、程度が重かったりすると「大うつ病」と診断されることになる（文献12）。実際、告知の機会はがん患者の全病期を通じて何回かの段階があり、それは病名の告知で始まり、再発の告知、緩和医療のみの

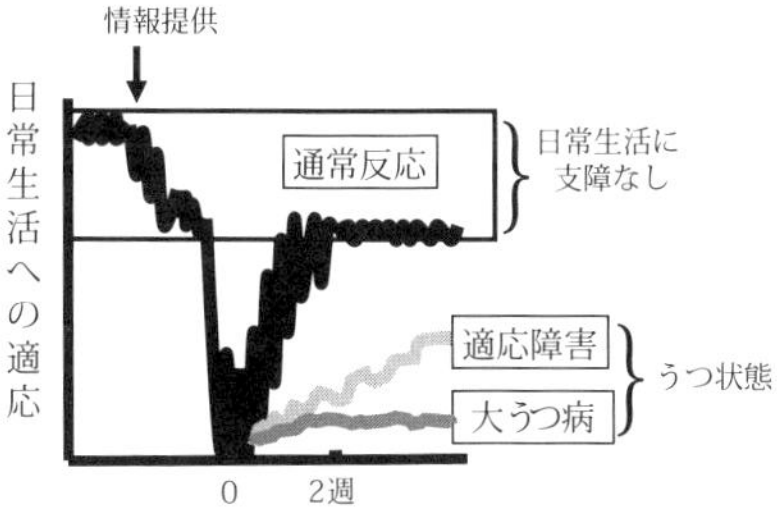

図 5-6　情報提供後の患者の日常生活への適応（文献 12 を基に作成）

情報提供後，通常は 2 週間くらいの経過で日常生活の最低限の適応レベルに回復するが，それ以上経っても情緒的に不安定な状態が続き，日常生活に支障が出た場合は「適応障害」とされ，さらに長引いたり，程度が重かったりすると「大うつ病」と診断される．

方針へ切り換えることの告知、そして余命の告知などがあって、それぞれで状況は変わってくる。

4　がん患者の精神的苦悩

では、がん患者にはどれくらいの割合で精神疾患がみられるのであろうか。米国内の三つのがんセンターにおいて病名開示を受け、入院・外来を問わず治療中の、終末期を除いた全病期にあるがん患者二一五名に対して行った、精神科医による面接調査の報告があり、それによると四七％の患者が米国精神医学会の診断基準であるDSM-IIIによる精神疾患に該当し、このうち全体の三二％が適応障害、六％が大うつ病で、合わせて三八％の患者がうつ状態にあった（文献13）（図5-7）。一方本邦においても、緩和ケア病棟に入院している終末期がん患者九三名について精神科医が面接をしたところ、五四％の患者がDSM-IIIによる精神疾患に該当し、このうち全体の八％が適応障害、三％が大うつ病で、合わせて一一％の患者がうつ状態にあったことが報告されている（文献14）（図5-8）。このように、がん患者の精神的苦悩については、全病期を通じてみるとうつ状態が多いことがわかるが、終末期に近づくと図5-8のように二八％とせん妄に取って代わることがわかる。

がん患者のもつ疼痛が精神的苦悩に与える影響はどうであろうか。図5-9の左のグラフのように、終末期がん患者六五名を、告知をしている群二七名としていない群三八名の二群に分け、精神症状の出現の割合を比べた報告があり、両群には有意差がなかった（文献15）。同じ対象を図5-9の右のグラフのように、疼痛のある群二八名とない群三七名の二群に分け、精神症状の出現の割合を比べたところ、疼痛のある群のほうが有意に精神症状の出現の割合が多かった。これらの結果は、病名告知よりも疼痛のほうががん患者の終末期に精神的負荷を加重することになることを示しており、疼痛の精神的苦悩に与える影響の大きさを物語っているといえよう。そこで、この節ではがん患者において、うつ状態、自殺、せん妄といった代表的な精神的苦悩について特徴を述べ、さらに疼痛との関係についても触れてみたい。

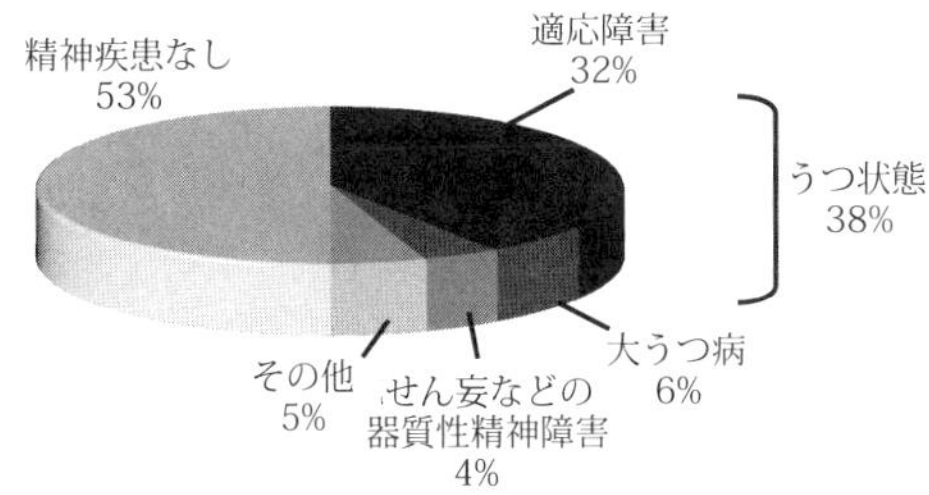

図 5-7　終末期を除くがん患者における精神疾患の有病率（文献 13 を基に作成）

終末期を除く全病期にあるがん患者のうち，38% がうつ状態にあった．

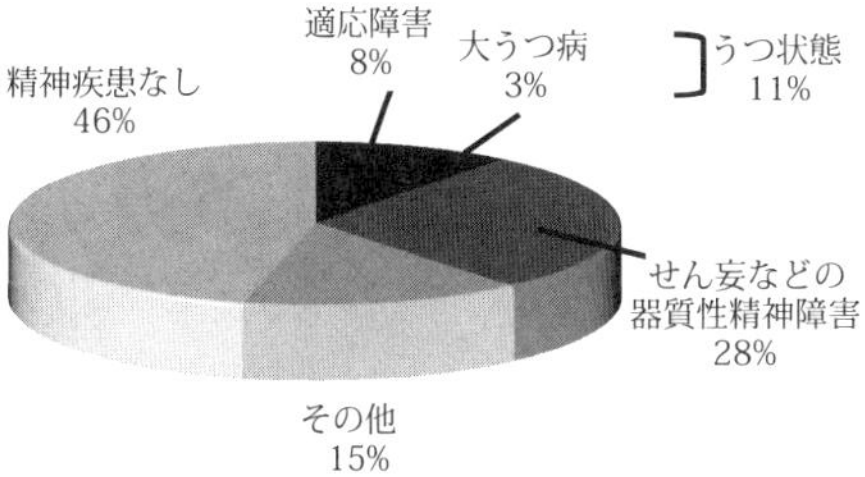

図 5-8　終末期がん患者における精神疾患の有病率（文献 14 を基に作成）

終末期がん患者のうち，うつ状態は 11% であり，代わりにせん妄などの器質性精神障害が 28% を占めていた．

（1）がん患者とうつ状態
——疼痛との関連

がん患者のうつ状態は、おもに適応障害と大うつ病の二つに分けられる。そして、前にも述べたように、入院外来を一緒にすると全がん患者の三〇—四〇％に認められるといわれているが、この有病率は一般の身体疾患に比べて決して高いわけではない。がん

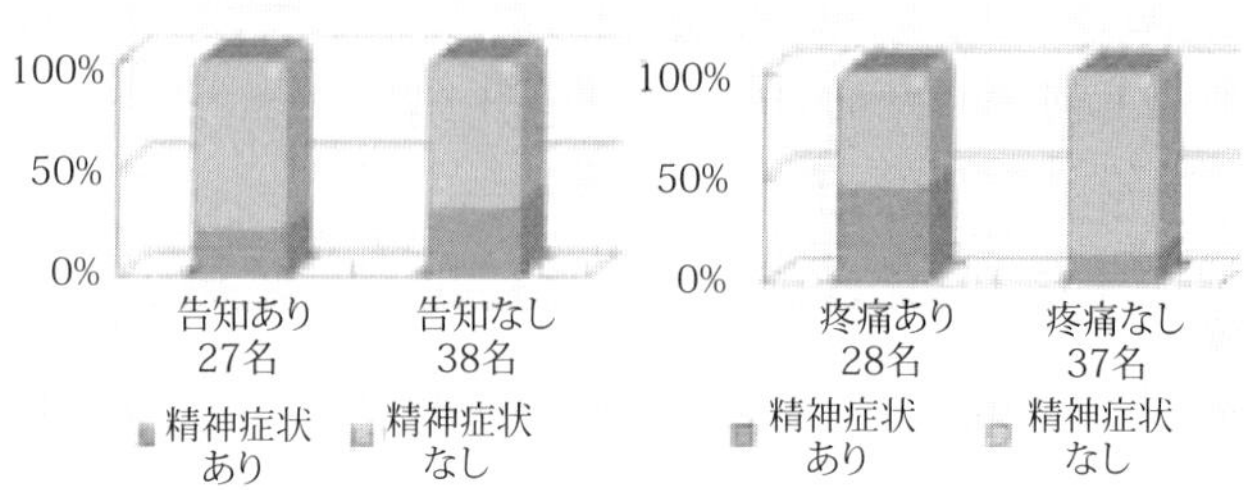

図 5-9 終末期がん患者における病名告知と疼痛の精神症状に及ぼす影響（文献 15 を基に作成）

左の図は病名告知と精神症状の出現との関係を，右の図は疼痛と精神症状の出現との関係を示す．終末期のがん患者にとって病名告知よりも疼痛のほうが精神的負荷を加重することになることを示している．

患者のうつ状態の臨床症状は、一般のうつ状態ととくに変わりないが、その身体症状はがんそのものによる症状や抗がん剤などの副作用と重なることにより、診断が難しいという点が指摘されている。このため、臨床現場では主治医や看護師が患者のうつ状態を認識しにくいといわれており(文献16,17)、また認識できても通常な反応として捉えられて、適正な治療が行われないということもある。

こうしたうつ状態が、がん患者や周囲に与える影響についてみると、自殺の最大の原因となること(文献18)、患者の身体症状が増強されること(文献19)やquality of life（ＱＯＬ）が全般的に低下すること(文献20)、治療コンプライアンスが低下し(文献21)、それらによって入院期間が延長すること(文献22)、そして家族の精神的負担が増大すること(文献23)、などが報告されている。

うつ状態と疼痛との関連について調べた研究をみると、がん患者二一五名のうち、精神科的診断を受けた患者の三九％が重度の痛みを訴えたが、精神科的診断のつかなかった患者では一九％しか痛みを訴えなかった(文献5)。疼痛をもつがん患者の精神疾患では、抑うつ気分または不安を伴う適応障害が六九％、大うつ病が一五％とうつ状態が多かったという。実際、図５‐10のようにがん患者のうちＶＡＳが三以上の高疼痛群においてうつ病の割合は三三％であったのに対して、三未満の低疼痛群ではうつ病の割合は一三％と有意に低かった[文献24]。この他、がん患者のうつ状態は身体活動性とも関係し、自立性が失われるほどうつ状態の割合が高くなるとの報告もある[文献25]。

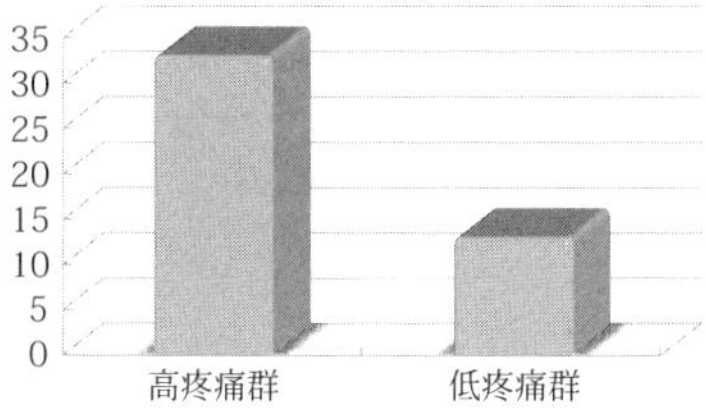

図 5-10　がん患者における疼痛とうつ病の出現率（文献 24 を基に作成）

がん患者では，高疼痛群のほうが低疼痛群よりもうつ病の出現率が高い．

（2）がん患者と自殺——疼痛の影響

がん患者は一般に比べて自殺の発生頻度が高いことが指摘されている。たとえば一般人口に対する危険比は、男性で二・三倍、女性で〇・九倍、男女平均で一・八倍あり、これは男性がん患者の自殺が多いことを示している[文献26]。また、がんのなかでもとくに頭頸部のがん患者では一般人口に比べ一一・四倍ときわめて高いという報告もある[文献27]。しかし、こうしたはっきりした形の自殺ではなく、食事を摂ろうとしなかったり、検査や治療を拒否したりといった、いわば消極的な意味での自殺にあたる行為もあり、実態は不明である。がん患者を自殺にまで追いやる危険因子としては、①うつ病にかかっていたり、絶望感を抱いていたりすること、②がんが進行性であったり、予後不良であること、③疼痛をもっていること、④背景に意識の変容状態であるせん妄があること、⑤自己支配感が低下し無力感にとらわれていること、⑥精神病の既往があること、⑦自殺未遂の既往歴があったり、家族に自殺歴があること、⑧消耗と疲労感が強いこと、が挙げられており、これらの要因に十分注意する必要がある。(文献28)

また、自殺に至らないまでも、「死んでしまいたい」などと希死念慮をもつがん患者は多く、とくに終末期の患者では八・五―一七・四％に認められるという。(文献29) その要因として、①うつ病にかかっていること、②絶望感を抱いていること、③社会的支援が不足していること、④身体的機能が低下していることが報告されている。(文献30) また、別の報告では①絶望感を抱いていること、②うつ病にかかっていること、③疼痛があること、④家族的支援が低下していることが、がん患者における希死念慮の要素として挙げられている。(文献31,32) このうち、希死念慮と大うつ病との関係をみたものでは、図5-11のように、希死念慮をもつがん患者の四四―五八％に大うつ病がみられたという。これらの項目のなかでも元々の疼痛の存在と新たなうつ状態（大うつ病および適応障害）の発症が、自殺念慮の出現に最も関与していることが示されている。(文献29) 希死念慮と疼痛との関係をみてみると、図5-12のように、痛みがわずかか、もしくはない患者群では四六％に希死念慮が見られたのに対して、痛みが中等度から高度の患者群では七六％に希死念慮がみられたという。

したがって、希死念慮を訴える患者に対しては、まずは患者が自由に話せるような雰囲気にすること（話し合うことそのものに治療効果がある）、そして基礎にうつ病やせん妄などの精神疾患があれば適切に治療をし、そうでなければ背景に存在する他の要因、とくに疼痛を正当に評価して、その除去を図るなどが大切である。

(3) がん患者とせん妄——鎮痛薬モルヒネとの関連

せん妄は注意機能の低下を伴う意識障害であり、がん患者においては、先にも述べたように、とくに終末期で発生頻度が高くなり、二八—八三%と報告により幅がある。これは、終末期のどの時期に患者を観察したのかによって異なり、さらに何の診断基準を使ったのかによっても違いが出る可能性がある。がん患者におけるせん妄の臨床的な特徴として、終末期になればなるほど精神運動性が低下した低活動型が増えるため(文献33)、うつ病との鑑別が難しいことが指摘されており、うつ病として精神科に紹介されてきたがん患者の二六%が実はせん妄をはじめとする器質性精神障害であったという報告もされて

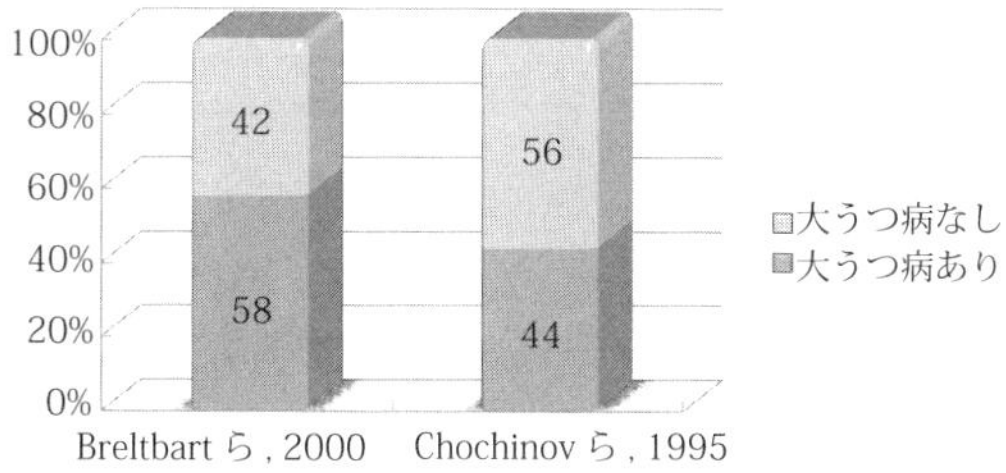

図 5-11　がん患者における希死念慮と大うつ病の出現率（文献 30-32 を基に作成）

希死念慮をもつがん患者では約半数に大うつ病がみられる.

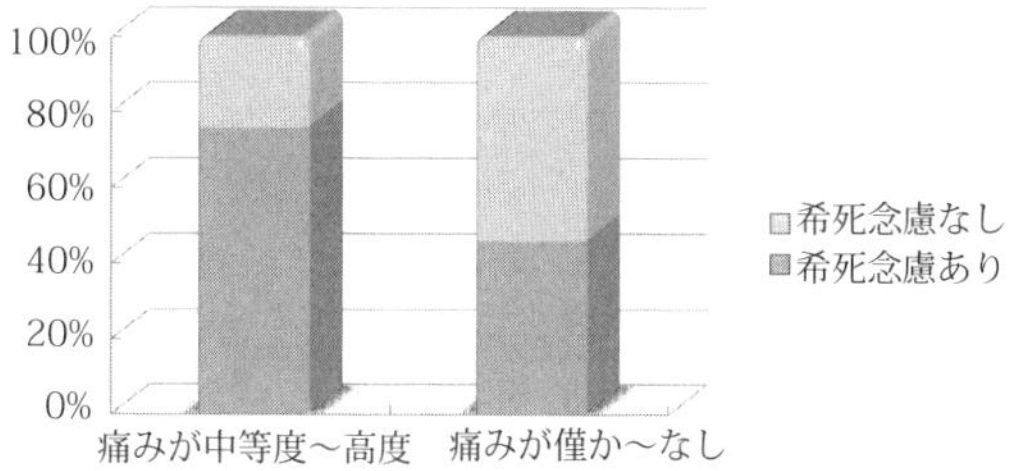

図 5-12　がん患者における希死念慮と疼痛との関連性（文献 29 を基に作成）

痛みが強いほど希死念慮をもつ患者が多い.

いる[文献34]。

せん妄ががん患者や周囲に与える影響としては、患者が自律的に意思決定をすることの障害[文献35]、入院期間の長期化[文献36]、医療スタッフの疲弊[文献37]などが指摘されている。また、がん患者のせん妄が与える苦痛について五四名の患者、七五名の家族、そして一〇一名の看護師を対象に調べた研究によると、せん妄に関連した苦痛の評価（四点満点）は、平均でそれぞれ患者三・二〇、家族三・七五、看護師三・〇九といずれも高く、せん妄が与える影響は患者についてはもちろん、周囲に対しても大きいことがわかった[文献38]。また、せん妄を苦痛と感じる予測因子として、患者は妄想、家族は身体的活動性、看護師はせん妄の程度や幻覚といった項目を挙げており、苦痛と感じる内容はそれぞれに異なっていることもわかった。この報告からみても、せん妄を目の当たりにした家族の苦悩は大きく、とくにせん妄が精神運動性の高い過活動型であったり、脳転移が原因であったり、あるいは身体的衰弱がひどく臨死状態にある患者に出現した場合ほど、家族の苦悩が大きいという報告もある[文献38]。したがって、家族が患者の言動を理解しようとして過剰に反応したり、余りにも変わり果てた姿にショックを受けたりしないように、せん妄について家族に十分説明し、理解を得るようにすることが必要である。

せん妄の原因と治療可能性との関係をみると、緩和ケア病棟入院後にせん妄が出現したがん患者七一名において、表5-1のように、原因として出現頻度が高いオピオイドや脱水については、オピオイドローテーションや水分補給によって治りうることがあるが、その他の原因については、たとえ原因を取り除いたとしてもなかなか改善しにくいといわれている[文献36]。また、せん妄と予後との関係をみると、進行がん患者において、せん妄を起こした群七一名と起こさなかった群三三名を比較すると、図5-13のようにせん妄を起こさなかった群の方が良いこともわかっている（文献36）。

このように、がん患者においてせん妄は、とくに終末期に多く出現するが、予後と深く結び付いていることもあり、治療に反応しないことも多い。しかし、オピオイドや他の薬物、脱水が原因である場合は改善することも期待できることから、その見極めが重要である。

表 5-1　せん妄の原因とその治療可能性（文献36）

頻度	原因	可逆
1	オピオイド	高い
2	脱水	高い
3	代謝異常	低い
4	低酸素脳症（呼吸器感染症による）	低い
5	その他の感染症低	低い
6	薬剤（オピオイド以外）	高い
7	血液学的異常	–
8	頭蓋内病変	–
9	低酸素脳症（肺がん、転移性肺がんによる）	低い
10	アルコール等の離脱	–

原因として頻度の高いオピオイドや脱水については，オピオイドローテーションや水分補給によってせん妄が治りうることがあるが，その他の原因については，たとえ原因を取り除いたとしてもなかなかせん妄が改善しにくい．

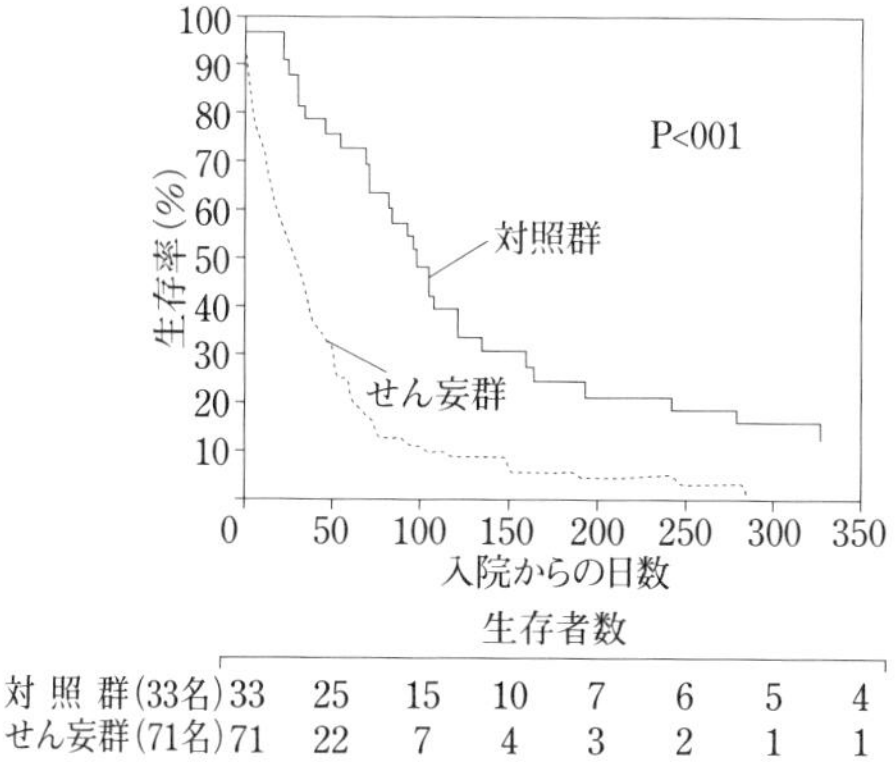

図 5-13　進行がん患者におけるせん妄とその予後（文献36）

グラフ中の縦軸は生存率を，横軸は入院からの日数を示す．また，グラフ下の数値はそれぞれの日数における生存患者数を表している．破線のせん妄群は実線の対照（非せん妄）群に比べて，生存率が低いことがわかる．

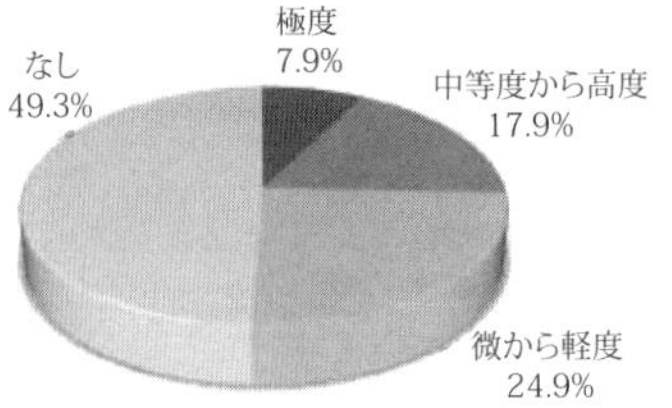

図 5-14　終末期がん患者の苦悩（文献 39）
終末期には半数の患者が何らかの苦悩を抱いていることがわかる.

5　終末期がん患者の苦悩と疼痛

カナダにおいて進行がん患者三八一名に対する面接調査を行った結果、がん終末期に苦悩を感じている患者の割合は、苦悩の程度により分類したところ、苦悩が極度の患者が七・九％、中等度ないし高度が一七・九％、微ないし軽度が二四・九％、苦悩なしが四九・三％であったことが報告されている（文献39）（図５-14）。また、苦悩を感じている患者のなかでその苦悩と関連する要因を質的に分析した結果、身体症状が苦悩の要因の四九・五％を占め、その他の要因には心理的苦痛が一四・〇％、実存的苦痛が一七・七％、社会的懸念が一八・八％あった。このように、がん終末期において疼痛をはじめとする身体症状が最も苦悩の原因になっていることが明らかとなっている。

こういった終末期のがん患者における苦悩の要因について概念化した報告がある。苦悩の要因として、「望ましい死（good death）」「質の高い終末期医療（quality end-of-life care）」「死と死のプロセスの質（quality of dying and death）」などが検討された。「望ましい死」の概念について検討するために、米国の終末期がんまたはＨＩＶ感染症患者、家族、および医療従事者など計一〇〇名に対して面接調査をしたところ、①痛みや症状が緩和されていること、②自分の意思ですべての選択ができること、③自分の死期をあらかじめ知ったうえで死に対する準備ができること、④自分の人生が完成したと思えること、⑤他者の役に立つこと、⑥最期まで人として尊重されること、の六項目がこの順で抽出された（文献40）。また、カナダの透析患者、HIV感染症患者、長期入院施設の研修医、計一二六名に対して面接調査をおこなった結果、「質の高い終末期医療」の概念として、①痛みや症状が十分に緩和されていること、②不適切な延命処置を避けること、③自分でコントロールしているという感じを最後まで達成できること、④負担にならないこと、⑤最愛なる人たちとの関係を強めること、の五つの領域がこの順で抽出された（文献41）。さらに、文献レビューと患者に対する面接調査の結果から、死への過程でQOLを保つこと（死と死のプロセスの質）のため本人の希望と現実が一致した構成要素として、①症状と身体ケア（症状緩和と日常生活動作（activities of daily living：ADL）の維持）、②死への準備（死ぬ前の行事の計画、遂行）、③死の迎え方（死に場所、死に方の選択）、④家族（家族や親しい人・ものとの過ごし方）、⑤治療法の選択（延命処置の選択）、⑥全人的関心事（人生の意味や目的の発見、自らの尊厳や自尊心の保持）、の六項目を抽出した（文献42）。

このように、終末期の患者にとってそのQOLを維持するためのもっとも基本的な要素として疼痛の緩和が挙げられており、疼痛を緩和することの重要性が認識できよう。

6　がん患者の家族の精神的苦悩

がん医療における入院期間の短縮や外来治療の普及により、患者の日常生活の介助、治療に関する意思決定、情緒的支援など、家族が患者の療養生活を支える重要な役割を担うようになってきている。その意味で、がんは患者ばかりでなく、その家族にも大きな負担がかかると考えられている。実際に二一の研究のメタ解析から、家族の苦悩が患者の苦悩と有意に相関していることが報告されている(文献43)。また、患者のがんが診断された後、患者の状態が悪化するにつれて徐々にこの相関が強くなることも示されている(図5 - 15)。さらに、がん患者を介護する家族の苦悩について調査し、配偶者の二〇―三〇%に抑うつが見られること、その配偶者の苦悩に影響を与える要因について、患者側に起因するものとして、①病期が進行していることや②情動的な適応が低いことを、配偶者側に起因するものとして、①女性や若年であること、②社会経済状態が低いこと、③ストレス因子が多いこと、④楽観主義的であること、⑤対処能力が低いこと、⑥社会的支援が乏しいことなどを、全体に起因するものとして、①婚姻状況が悪いこと、②家族機能が低いことなどを挙げている(文献44)。このように、がん患者の家族は第二の患者とも言われており、家族に対する心のケアが必要である。

患者が終末期に近づけば近づくほど、その家族が患者本人に代わって判断をしなければならない医療状況になる。そうした際に重要なことは、家族がいかに患者本人の意思を代弁できるかにある。そのためには、家族が患者の心身の状況を正確に把握していることが重要である。終末期の患者、家族四二組それぞれにFACIT-Sp（Functional Assessment of Chronic Illness Therapy-Spiritual Well-Being）による患者のＱＯＬ評価を行い、患者が自分で評価した本人のＱＯＬと家族の評価した患者についてのＱＯＬがどのくらい一致しているかを調べた（文献45）。その結果、ＱＯＬ全体では患者―家族間の一致度は高いが、家族は患者の状態をより低く評価していた。またＱＯＬの領域によって一致度は異

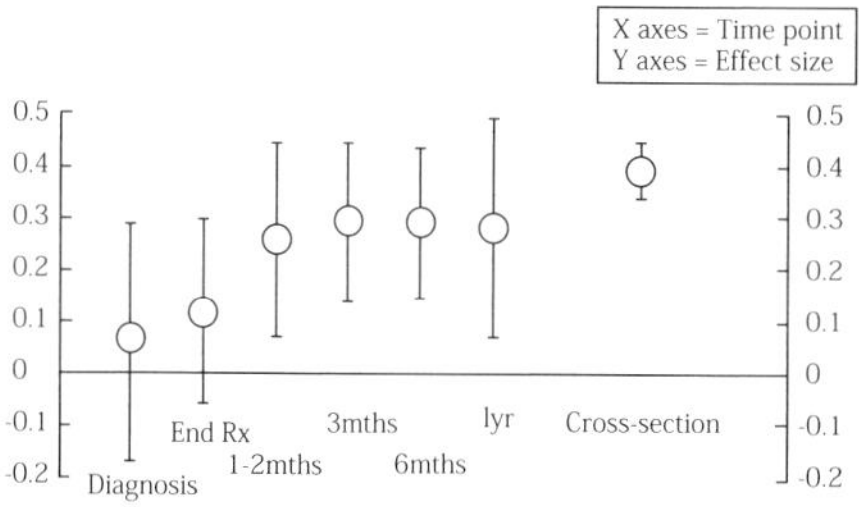

図 5-15　がん患者およびその家族における苦悩の関連性（文献 43）

グラフ中の縦軸はメタ解析の効果量，横軸は時間経過を示す．患者ががんであると診断された後，時間の経過とともに患者と家族の苦悩は強く相関することがわかる．

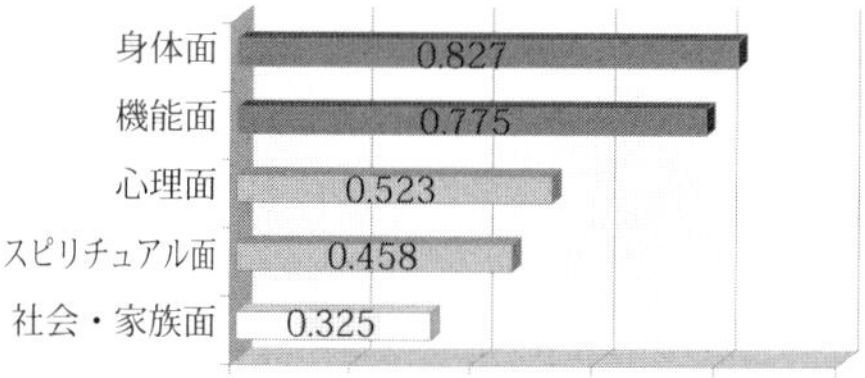

図 5-16　患者およびその家族による QOL 評価の違い（文献 45）

QOL 評価は，身体面・機能面については患者とその家族による評価の一致度が高かったが，社会・家族面については一致度が低かった．

なり、図5-16のように身体・機能面は一致度が高く、心理面・スピリチュアリティは中等度で、社会・家族面は最も低く、なかでも家族と患者の関係に関する項目は一致度が低かった。こうしたことから、患者—家族間のコミュニケーションを促すことによって、両者間の評価の不一致を軽減し、家族の負担を緩和する必要があると思われる。

7 まとめ

緩和医療のなかで、がん患者や家族の精神的苦悩について、特に疼痛との関係を中心に概説した。がん患者の疼痛は、正当に評価されにくく、心理的なものとみなされることも多い。緩和医療においては、疼痛をどうコントロールするかが、身体面だけではなく、精神面にも影響を与える。精神的苦悩を和らげ、質の高い終末期を過ごすためにも、疼痛のコントロールは重要である。また、がん患者家族の精神的ケアも必要で、とくに終末期は患者—家族間のコミュニケーションを促すことが、患者の意思を生かし、ひいては家族自身の負担を減らすことにもなる。

文献

1 厚生労働省健康局総務課がん対策推進室：「がん対策推進基本計画」の策定について．http://www.mhlw.go.jp/shingi/2007/06/s0615-1.html

2 Saunders C, Sykes N. The management of terminal malignant disease 3rd edition, Edward Arnold, London, 1993

3 松島英介：厚生労働科学研究費医療技術評価総合研究事業「わが国の尊厳死に関する研究」平成18年度総括・分担研究報告書、2007

4 van den Beuken-van Everdingen MHJ, de Rijke JM, Kessels AG, Schouten HC, van Kieef M, Patijn J. Prevalence of pain in patients with cancer: a systematic review of the past 40 years. Ann Oncol; 18: 1437-1449, 2007

5 Breitbart W, Payne D. Psychiatric aspects of pain management in patients with advanced cancer and AIDS. In: Chochinov HM and Breitbart W, eds. Handbook of psychiatry in palliative medicine. Oxford University Press, New York; 131-159, 2000

6 Cleeland CS, Gonin R, Hatfield AK, Edmonson JH, Blum RH, Stewart JA, Pandya K. Pain and its treatment in outpatients with metastatic cancer. N Engl J Med 1994; 330: 592-596.

7 Grossman SA, Sheidler VR, Swedeen K, Mucenski J, Piantadosi S. Correlation of patient and caregiver ratings of cancer pain. J Pain Symptom Manage; 6: 53-57, 1991

8 Holland JC. 1979. 筒井末春：がん患者のストレスと個人的要因、がん患者の心身医療（筒井末春監修）p.16-17、新興医学出版社、東京、1999; 16-17.

9 小谷みどり：死に対する意識と死の恐れ、ライフデザインレポート 2004年5月号、第一生命経済研究所、東京、4-15, 2004

10 Lillemoe KD, Cameron JL, Kaufman HS, Yeo CJ, Pitt HA, Sauter PK. Chemical splanchnicectomy in patients with unresectable pancreatic cancer. Ann Surg 1993; 217: 447-457.

11 Massie MJ, Holland JC：正常反応と精神障害、In: Holland JC, Rowland JH (eds.), Psycho-oncology. メディサイエンス社、東京、pp.255-263, 1993

12 山脇成人、内富庸介編：サイコオンコロジー：がん医療における心の医学、診療新社、大阪、1997
13 Derogatis LR, Morrow GR, Fetting J, Penman D, Piasetsky S, Schmale AM, Henrichs M, Carnicke CLM. The prevalence of psychiatric disorders among cancer patients. JAMA; 249: 751–757, 1983
14 Minagawa H, Uchitomi Y, Yamawaki S, Ishitani K. Psychiatric morbidity in terminally ill cancer patients. A prospective study. Cancer; 78: 1131–1137, 1996
15 岡崎伸生、吉森正喜、太田久子、柿川房子：終末期癌患者に対する病名告知の精神的影響に関する研究、癌の臨床；35: 331–334, 1989
16 Passik SD, Dugan W, McDonald MV, Rosenfeld B, Theobald DE, Edgerton S. Oncologists' recognition of depression in their patients with cancer. J Clin Oncol; 16: 1594–1600, 1998
17 McDonald MV, Passik SD, Dugan W, Rosenfeld B, Theobald DE, Edgerton S. Nurses' recognition of depression in their patients with cancer. Oncol Nurs Forum; 26: 593–599, 1999
18 Henriksson MM, Isometsa ET, Hietanen PS, Aro HM, Lonnqvist JK. Mental disorders in cancer suicides. J Affective Dis; 36: 11–20, 1995
19 Lloyd-Williams M, Dennis M, Taylor F. A prospective study to determine the association between physical symptoms and depression in patients with advanced cancer. Palliat Med; 18: 558–563, 2004
20 Grassi L, Indelli M, Marzola M, Maestri A, Santini A, Piva E, Boccalon M. Depressive symptoms and quality of life in home-care-assisted cancer patients. J Pain Symptom Manage; 12: 300–307, 1996
21 Colleoni M, Mandala M, Peruzzotti G, Robertson C, Bredart A, Goldhirsch A. Depression and degree of acceptance of adjuvant cytotoxic drugs. Lancet; 356: 1326–1327, 2000
22 Prieto JM, Blanch J, Atala J, Carreras E, Rovira M, Cirera E, Gasto C. Psychiatric morbidity and impact on hospital length of stay among hematologic cancer patients receiving stem-cell transplantation. J Clin Oncol; 20: 1907–1917, 2002

23 Cassileth BR, Lusk EJ, Strouse TB, Miller DS, Brown LL, Cross PA. A psychological analysis of cancer patients and their next-of-kin. Cancer; 55: 72-76, 1985
24 Spiegel D, Sands S, Koopman C. Pain and depression in patients with cancer. Cancer; 74: 2570-2578, 1994
25 Bukberg J, Penman D, Holland JC. Depression in hospitalized cancer patients. Psychosom Med; 46: 199-212, 1984
26 Fox BH, Stanek EJ, Boyd SC, Flannery JT. Suicide rates among cancer patients in Connecticut. J Chron Dis; 35: 89-100, 1982
27 Harris EC, Brian B, Forbes W. Suicide as an outcome for medical disorders. Medicine; 73: 281-296, 1994
28 Breitbart W. 自殺. In: Holland JC, Rowland JH (eds.), Psycho-oncology. メディサイエンス社、東京、pp.271-278, 1993
29 Akechi T, Okamura H, Nishiwaki Y, Uchitomi Y. Predictive factors for suicidal ideation in patients with unresectable lung carcinoma. Cancer; 95: 1085-1093, 2002
30 Breitbart W, Rosenfeld B, Pessin H, Kaim M, Funesti-Esch J, Galietta M, Nelson CJ, Brescia R. Depression, hopelessness, and desire for hastened death in terminally ill patients with cancer. JAMA; 284: 2907-2911, 2000
31 Chochinov HM, Wilson KG, Enns M, Mowchun N, Lander S, Levitt M, Clinch JJ. Desire for death in the terminally ill. Am J Psychiatry; 152: 1185-1191, 1995
32 Chochinov HM, Wilson KG, Enns M, Lander S. Depression, hopelessness, and suicidal ideation in the terminally ill. Psychosomatics; 39: 366-370, 1998
33 岡村　仁、内富庸介：サイコオンコロジー、総合病院精神医学マニュアル（野村総一郎、保坂　隆編）、医学書院、東京、p.159-168, 1999
34 Levine PM, Silberfarb PM, Lipowski ZJ. Mental disorders in cancer patients - a study of 100 psychiatric referrals. Cancer; 42: 1385-1391, 1978

35 Litaker D, Locala J, Franco K, Bronson DL, Tannous Z. Preoperative risk factors for postoperative delirium. Gen Hosp Psychiatry; 23: 84–89, 2001

36 Lawlor PG, Gagnon B, Mancini IL, Pereira JL, Hanson J, Suarez-Almazor ME, Bruera ED. Occurrence, causes, and outcome of delirium in patients with advanced cancer. A prospective study. Arch Intern Med; 160: 786–794, 2000

37 Inouye SK, Bogardus ST, Charpentier PA, Leo-Summers L, Acampora D, Holford TR, Cooney LM. A multicomponent intervention to prevent delirium in hospitalized older patients. N Engl J Med; 340: 669–676, 1999

38 Breitbart W, Gibson C, Tremblay A. Psychosom; 43: 183–194, 2002

39 Wilson KG, Chochinov HM, McPherson CJ, LeMay K, Allard P, Chary S, Gagnon PR, Macmillan K, Luca MD, O'Shea F, Kuhl D, Fainsinger RL. Suffering with advanced cancer. J Clin Oncol; 25: 1691–1697, 2007

40 Steinhauser KE, Christakis NA, Clipp EC, McNeilly M, McIntyre L, Tulsky JA. Factors considered important at the end of life by patients, family, physicians, and other care providers. JAMA; 284: 2476–2482, 2000

41 Singer PA, Martin DK, Kelner M. Quality end-of-life care. Patients' perspectives. JAMA; 281: 163–168, 1999

42 Patrick DL, Engelberg RA, Curis JR. Evaluating the quality of dying and death. J Pain Symptom Manage; 22: 717–726, 2001

43 Hodges LJ, Humphris GM, Macfarlane G. A meta-analytic investigation of the relationship between the psychological distress of cancer patients and their carers. Soc Sci Med; 60: 1–12, 2005

44 Blanchard CG, Albrecht TL, Ruckdeschel JC. The crisis of cancer: Psychological impact on family caregivers. Oncology; 11: 189–194, 1997

45 久村和穂、松島英介、永井英明、三上明彦：緩和ケアを受けるがん患者とその家族介護者による患者のＱＯＬ評価の一致度の検討．総合病院精神医学；20: 139–148, 2008

[記号]

[欧字]

［な行］

［は行］

［ま行］

［や行］

［ら・わ行］

［さ行］

［た行］

索引

[あ行]

[か行]

執筆者一覧

小川節郎（第1章）
1948年生，駿河台日本大学病院院長，麻酔科教授，日本疼痛学会理事・事務局長，日本ペインクリニック学会監事，著書：『麻酔科』（2005，星和書店）他

鈴木　勉（第2章）
1949年生，星薬科大学教授，日本緩和医療薬学会代表理事，著書：『痛みの治療薬――その基礎から臨床まで』（共監修，2005，エルゼビア・ジャパン）他

池田和隆（第3章）
1966年生，東京都精神医学総合研究所分子精神医学研究ディレクター，日本神経精神薬理学会理事，著書：『精神の脳科学』（共著，2008，東京大学出版会）他

下山直人（第4章）
1954年生，国立がんセンター中央病院，手術・緩和医療部長，日本緩和医療学会理事，著書：『がん性疼痛』（編，2007，医薬ジャーナル社）他

松島英介（第5章）
1953年生，東京医科歯科大学大学院心療・緩和医療学分野准教授，日本サイコオンコロジー学会副代表理事，著書：『WM臨床研修サバイバルガイド 精神科』（2005，メディカル・サイエンス・インターナショナル）他

笠井慎也（第1-5章）
1974年生，東京都精神医学総合研究所分子精神医学研究チーム研究員，著書：*Acute Pain*（共著，2009，Nova Science Publishers, Inc.）他

緩和医療

痛みの理解から心のケアまで

2010年6月18日　初版

［検印廃止］

執筆者：小川節郎・鈴木　勉・池田和隆
　　　　下山直人・松島英介・笠井慎也

発行所　財団法人　東京大学出版会
代表者　長谷川寿一
113-8654 東京都文京区本郷 7-3-1 東大構内
電話 03-3811-8814　Fax 03-3812-6958
振替 00160-6-59964
印刷所　大日本法令印刷株式会社
製本所　有限会社永澤製本所

ISBN978-4-13-063401-4
Printed in Japan